Dr. Richard Jacob
Pater Owen Thomas

LEBEN MIT EINEM GROSSEN PENIS

Von Dr. Richard Jacob auf Deutsch erschienen:

Von Klick zu Klick. Eine Analyse des Onlinehandels. Von 1998 bis 2005.

Rot ist das neue Schwarz: Wie die Mode Chinas wirtschaftlichen Wandel vorantreibt.

Von Pater Owen Thomas auf Deutsch erschienen:

Kälter als der Tod. Ein Frank-Stryver-Roman.

Weißer Panther. Ein Frank-Stryver-Roman.

Megapsycho. Ein Frank-Stryver-Roman.

Blutsturm. Ein Frank-Stryver-Roman.

Eine Frage des Glaubens. Wie ich die Kirche akzeptierte, die mich nicht akzeptierte.

Dr. Richard Jacob
Pater Owen Thomas

— LEBEN MIT EINEM — GROSSEN PENIS

Rat und Weisheiten
für Männer, die außerordentlich
gut ausgestattet sind

riva

Bibliografische Information der Deutschen Nationalbibliothek
Die Deutsche Nationalbibliothek verzeichnet diese Publikation in der Deutschen Nationalbibliografie. Detaillierte bibliografische Daten sind im Internet über https://dnb.de abrufbar.

Für Fragen und Anregungen
info@m-vg.de

11. Auflage 2026

Die amerikanische Originalausgabe erschien im Jahr 2009 bei Quirk Books unter dem Titel *How to live with a huge penis.*

Übersetzung: Christian Gonsa
Umschlaggestaltung: Kristin Hoffmann, München
Umschlagabbildung: Doogie Horner
Abbildungen Innenteil: Doogie Horner
Satz: Daniel Förster, Belgern
Druck: GGP Media GmbH, Pößneck
Printed in Germany

ISBN Print: 978-3-86883-444-4

Inhalt

Die Symptome von OMG erkennen

Abb. 1

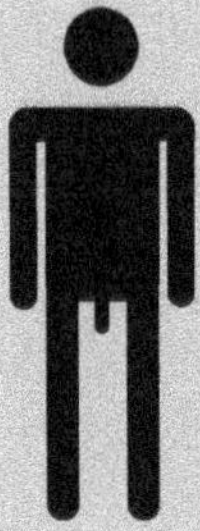

DURCHSCHNITTSMANN

Abb. 2

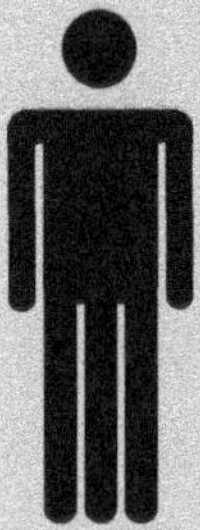

OMG-KRANKER

Definition

OMG (Opulente-Männliche-Genitalien-Syndrom)

Ein angeborener genetischer Defekt, der das Wachstum des Penis zu absurder Größe bedingt. Von dem Leiden sind laut Schätzungen etwa 5,87 Prozent aller europäischen Männer betroffen, diese Zahl liegt jedoch wegen der hohen Dunkelziffer möglicherweise weit hinter den realen Werten. OMG wird gewöhnlich im Alter zwischen 12 und 14 Jahren diagnostiziert, spät einsetzende OMG ist aber auch bei Männern Mitte 20 dokumentiert. Gegenwärtig sind weder Ursachen noch Heilungsmethoden bekannt, ebenso wenig wird von einer natürlichen Rückbildung ausgegangen. Das Leiden wird oft von ernsten psychologischen Problemen begleitet, die in der Adoleszenz einsetzen.

Einleitung

Die geheime Schande

Unsere Gesellschaft ist von Größe besessen, »größer« ist fast immer auch besser. Männer brüsten sich damit, die größten Autos zu fahren. Mit dem größten Gewehr zu jagen. Den größten Bizeps zu haben. Frauen geben Tausende Euro für größere Brüste aus. Radiosender kündigen den »Größten Hit des Sommers« an, und Athleten wollen die größten Sportler ihrer Zeit werden. Wir lieben »größer«. »Größer« ist gut. »Größer« funktioniert.

Aber wenn es um Penisse geht, dann wird das Wort »größer« zum Fluch. Etwas, dessen man sich schämt. Von früher Jugend an werden Männer mit riesigen Penissen gezwungen, diese in das Gefängnis ihrer Unterwäsche zu sperren. Gedemütigte Eltern nehmen große Mühen auf sich, die Größe der Genitalien ihrer Söhne geheim zu halten, aus Angst, sie würden zum Spott in ihrer Skatrunde und der Kirchengemeinde. Während »normale« Jungen mit ihren fröhlich auf und ab hüpfenden Penissen herumstolzieren, nach Badetüchern schnappen und ihre Schambehaarung vergleichen, lernen Jungen mit OMG rasch, andere Defekte vorzutäuschen, um dem Sportunterricht fernzubleiben.

Diese Vermeidungsstrategien setzen sich bis in das Erwachsenenalter fort. Strände, Poolpartys und Radfahren sind nur einige der Aktivitäten, die panische Angst bei den Übergroßen hervorrufen. Ein Mann, der einen riesigen Penis mit sich herumträgt, hat ebenso schwer an seinen leidvollen Erinnerungen zu tragen: Verspottung und physische Attacken von Schulkameraden und Arbeitskollegen; ungewolltes Hervorrufen von Blutungen oder Erbrechen bei Sexualpartnern; das Erleiden der drückenden Sommerhitze in langen Hosen.

Tragischerweise ist diese Last für viele Männer zu groß. OMG-Kranke weisen eine dreißigmal höhere Selbstmordrate auf als die Durchschnittsbevölkerung. Viele verleihen ihrem Schmerz auch durch Selbstverstümmelung Ausdruck, indem sie ihrem Penis Schaden zufügen oder ihn – in seltenen Fällen – ganz abschneiden.

Zum ersten Mal traf ich Pater Owen Thomas, als ich in einem Krankenhausbett in Cambridge, Massachusetts, lag. Er war der Priester, der Bereitschaftsdienst hatte, ich war der junge Medizinstudent, der ohnmächtig aufgefunden worden war, nachdem er seinen Penis mit einem Hammer malträtiert hatte. Ich hatte einer schönen Diplomstudentin das ganze Semester über den Hof gemacht, wir gingen ein paarmal aus und fanden uns schließlich schmusend auf meiner Couch wieder. Doch als ich meine Hose öffnete und meinen Penis auf ihrem Bein ablegte, stieß sie einen ohrenbetäubenden Schrei aus und rannte halb nackt aus meiner Wohnung. In ihrer Panik fiel sie die Treppe hinunter, brach sich das Genick und war auf der Stelle tot.

Während die Ärzte in den nächsten Monaten daran arbeiteten, meinen Penis zu retten, arbeitete Pater Owen daran, meine Seele zu retten. Er lehrte mich, mein Handicap als etwas zu sehen, das mich zu etwas Besonderem machte. »Gott tritt dich in den Hintern, weil er glaubt, dass du Manns genug bist, das auszuhalten«, sagte er gerne. Außerdem vertraute er mir sein eigenes Geheimnis an – auch er litt an OMG.

Es ist fast überflüssig zu erwähnen, dass ich ohne seine Liebe und seine Weisheit heute nicht mehr am Leben wäre.

Nachdem nun, viele Jahre später, mein eigener Sohn kurz vor dem Sprung an die Highschool steht (glücklicherweise erbte er von der Verwandtschaft meiner Frau einen winzigen Penis), verspüre ich die Verpflichtung, andere junge Männer vor dem Schmerz zu bewahren, der mein Leben so viele Jahre hindurch vergiftete – ihnen die Werkzeuge an die Hand zu geben, die sie jene »Normalität« finden lässt, deren Erringung für mich so lange Zeit in Anspruch nahm. Pater Owen und ich blieben über all die Jahre hinweg Freunde, und ich hätte nicht im Traum daran gedacht, dieses Buch ohne ihn zu schreiben.

Nun denn, im Namen der Heilung und Brüderlichkeit …

Dr. Richard Jacob
Sherman, Connecticut

Häufige Fragen über OMG (FAQ OMG)

Wir möchten zunächst mit der Beantwortung von Fragen, die ein großer Teil der Öffentlichkeit betreffend OMG hat, beginnen. Dr. Richard und Pater Owen werden sie abwechselnd beantworten.

Ist jemand mit OMG eigentlich ein menschliches Wesen?

Dr. Richard: Ja, Männer mit OMG haben alles, was »normale« Männer auch haben, nicht zuletzt die gleichen Gefühle. Es gibt keinerlei wissenschaftliche Belege für die sich hartnäckig über Generationen haltenden hässlichen Anti-OMG-Mythen wie: »Männer mit OMG haben ein kleines Gehirn« oder »Männer mit OMG essen kleine Babys«.

Kann ich mir von einer anderen Person OMG »einfangen«?

Pater Owen: Auf gar keinen Fall – und die Dummheit dieser Frage kotzt mich an. Warum haben alle Angst, sich einen riesigen Penis »einzufangen«, aber niemand sagt: »Ich hoffe, ich bekomme nicht auch so enorme Titten«?

Ist OMG erblich?

Dr. Richard: Kurz gesagt, wir glauben, ja. Es ist äußerst schwierig, Mittel für Genforschung über OMG zu akquirieren, da die Öffentlichkeit am liebsten so tun würde, als gäbe es diesen Zustand nicht. Die wenigen Studien, die es gibt, zeigen jedoch, dass bei Söhnen von Männern mit OMG eine bis zu 80 Prozent höhere Wahrscheinlichkeit besteht, ebenfalls an OMG zu leiden. Obwohl keine absolute Sicherheit besteht, geht man davon aus, dass einer von 150 Männern betroffen ist.

Ist OMG bei den Behörden registrierungspflichtig?

Dr. Richard: Für viele Menschen ist die Antwort (unglücklicherweise) immer noch Ja. In Deutschland sind Männer mit diagnostiziertem OMG in den folgenden Bundesländern verpflichtet, sich bei der lokalen Polizeistation registrieren zu lassen: Bayern, Niedersachsen und Brandenburg. In Bayern hat die Polizei das Recht, bei Verkehrskontrollen die Unterwäsche zu kontrollieren, wenn der Verdacht besteht, dass der Angehaltene einen riesigen Penis versteckt. In Brandenburg müssen OMG-Leidende ihre Penisse beim Verkehrsamt fotografieren lassen.

Können Frauen OMG haben?

Pater Owen: Können Frauen opulente männliche Genitalien haben? Meinen Sie das ernst? Ich bin keine Intelligenzbestie, aber um einen riesigen Penis zu haben, muss man erst einmal einen Penis haben, oder? Richtig, es gibt einen Zustand, der OBWG (Opulente-Brüste-und-weibliche-Genitalien-

Syndrom) genannt wird und bei dem die Ladys gewaltige Brüste und riesige Vaginas haben, aber das ist hundertmal seltener als OMG.

Wie lange leben Männer mit OMG?

Dr. Richard: Physisch gesehen haben Männer mit OMG dieselbe Lebenserwartung wie der Rest der Bevölkerung. In der Realität führen die psychologischen Begleitumstände der Krankheit (Depression und intensive Scham) aber dazu, dass sich viele OMG-Betroffene das Leben nehmen. Die zur Verfügung stehenden Daten legen nahe, dass die durchschnittliche Lebenserwartung eines OMG-Leidenden 51 Jahre beträgt – eine starke Verbesserung gegenüber den Siebzigerjahren, als sie bei 28 Jahren lag.

Ist OMG dasselbe wie ein »Baguette«?

Pater Owen: Nein. Baguettes sind lang und dünn und gelten nicht als OMG. Das Gleiche gilt für »Thunfischdosen«, die dick und kurz sind (siehe Seite 22 und Glossar). Sie brauchen einen langen, fleischigen Schwanz, um Mitglied im Klub zu werden.

KAPITEL 1

Sie sind nicht alleine: Riesige Penisse im Lauf der Geschichte

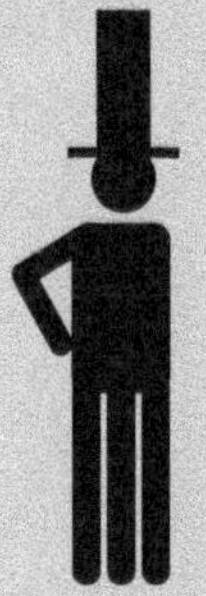

»Glaube an dich selbst! Glaube an deine Fähigkeiten! Ohne demütiges, aber angemessenes Vertrauen in deine Stärken kannst du nicht erfolgreich und glücklich werden.«

Norman Vincent Peale

Als junge OMG-Kranke lernen wir, weniger Ansprüche zu stellen. Unsere Träume zu verwässern. Unsere Eltern sagen uns, dass wir niemals heiraten werden. Nie Kinder haben werden. Niemals einen Managerposten besetzen werden, weil wir keine Stoffhosen tragen können. Unsere Schulpsychologen sagen uns, wir sollten uns mit uns selbst begnügen; auf ein stilles Leben von höchstens 60 oder 70 Jahren hoffen. Man bringt uns dazu, zu glauben, dass das einzig wirklich Große in unserer Reichweite sich zwischen unseren Beinen befindet. Doch es gibt einige Männer, die trotz ihres großen Penis Großes erreicht haben. Ihre OMG finden in unseren Schulbüchern natürlich keine Erwähnung. Doch die Wahrheit ist, dass vor jedem dieser großen Männer ein riesiger Penis stand.

Albert Einstein

Der junge Einstein sann eines Tages darüber nach, wie lange es dauern würde, von einem Ende seines gigantischen Penis zum andern zu reisen – eine Frage, die ihn letztlich zur Relativitätstheorie führte. Seine berühmte Gleichung, $E = mc^2$, ist ein Produkt seines Kampfes mit OMG. Einstein war erschrocken darüber, wie viel Energie er aufwendete, die Masse seines Penis zu beklagen. »Das war der Punkt, an dem ich realisierte, dass der Prozess umkehrbar ist – dass eine kleine Menge an Masse in eine gewaltige Menge Energie umgewandelt werden kann!«

Benjamin Franklin

Viele der Erfindungen von Franklin wurden durch seinen enormen Penis angeregt, inklusive Blitzableiter und Brillen mit Bifokalglas, das ihm erlaubte, Spitze und Basis seines Penis gleichzeitig zu betrachten.

Außerdem hat sein gigantisches Gerät möglicherweise Amerika gerettet. Im 18. Jahrhundert waren riesige Penisse in Frankreich der letzte Schrei. Franklin setzte den seinen mit großer Wirkung bei den Damen an König Ludwigs Hof ein, was entscheidend dazu beitrug, Frankreich während des Unabhängigkeitskrieges zu Amerikas Verbündetem zu machen.

Napoleon Bonaparte

Es ist eine der großen Ironien der Geschichte, dass der Begriff »Napoleon-Komplex« heute den Drang bezeichnet, sich beweisen zu müssen, um eine geringe Körpergröße zu kompensieren. Tatsächlich rührte Napoleons Geltungsdrang von seinem riesigen Gemächt her, welches sein relativer Kleinwuchs noch größer erschienen ließ. So ist das englische Wort »boner« (dt.: Ständer) auf seinen Nachnamen zurückzuführen. Entgegen der Schulweisheit wurde Napoleon nicht wegen seiner militärischen Missgriffe ins Exil geschickt, sondern wegen der Entdeckung seines OMG durch seine Generäle.

Abraham Lincoln

Es ist allgemein bekannt, dass Amerikas 16. Präsident an depressiven Anfällen litt, die durch sein OMG ausgelöst wurden. Auch seine Frau Mary Todd rang mit einer psychischen Erkrankung – ein Nebenprodukt des

Stresses, dem sie aufgrund der häufigen Konfrontation mit Abrahams hengstgroßem Genital ausgesetzt war. Es gilt inzwischen als weitgehend gesichert, dass Lincolns Mörder John Wilkes Booth nicht rief: »Sic semper tyrannis!« (»So soll es immer den Tyrannen ergehen!«), als er auf die Bühne des Ford Theatre sprang, sondern »Sic semper queerpenus!« (»So soll es immer den merkwürdigen Penissen ergehen!«).

Wolfgang Amadeus Mozart

Mozarts Musikbesessenheit zeigte sich bereits in jungen Jahren, als er realisierte, dass das Sitzen am Klavier die riesige Ausbuchtung in seiner Hose zu verbergen half. Später in seinem Leben entschied er sich dazu, seinen Penis abzuschneiden. Sein berühmtes »Requiem« wurde in Wahrheit als Totenmesse für seine bald zu betrauernden Genitalien komponiert. Glücklicherweise brachte er nicht den Mut auf, diesen Entschluss in die Praxis umzusetzen. Mozarts letzte Oper »Die Zauberflöte« war der Versuch, sich mit seinem Penis zu versöhnen – und ihm all die Schmerzen und das Leid zu verzeihen, das er ihm zugefügt hatte.

Mark Twain

Als der junge Samuel Clemens als Lotse auf einem Mississippi-Dampfschiff arbeitete, scherzten die anderen Matrosen, dass sein Penis die »Mark Twain« (Messmarke von umgerechnet 3,5 Metern) erreiche, wenn er ihn über Bord werfen würde. Der Name blieb an ihm hängen, auch wenn die meisten seiner Leser keine Ahnung von dessen Ursprung haben. Die Experten glauben, dass in Twains Meisterwerk *Huckleberry Finn* Hucks Freund Jim (der entlaufene Sklave) das Gefühl der Beklemmung und Abschottung symbolisiert, das Twain selbst aufgrund seines riesigen Penis oft hatte.

Wie groß ist gewaltig?

Ab welchem Punkt ist ein Penis nicht mehr einfach nur groß, sondern überschreitet die Grenze zu OMG? Beginnend mit der Konferenz auf den Kanarischen Inseln im Jahr 1904 und bis zu Dr. Herbert Sumners (nun weitgehend diskreditiertem) *Über gewaltige Penisse* in den Siebzigerjahren gab es eine Reihe von Versuchen, allgemein gültige diagnostische Richtlinien zu entwickeln: eine bestimmte, in Zentimetern messbare Größe, ein bestimmtes Gewicht und so weiter. Aber sie waren in der Praxis einfach nicht anwendbar, da riesige Penisse immer in Relation zur Körpergröße des Kranken bestehen und in den unterschiedlichsten Spielarten auftreten können. So existieren beispielsweise Penisse, die besonders lang, aber dafür schmal sind (»Baguette«), während andere sehr dick, aber nur kurz sind (»Thunfischdose«). Für die Diagnose von OMG sind jedoch exzessive Länge *und* Breite Voraussetzung; sie wird gewöhnlich in der frühen Adoleszenz gestellt, wenn der Defekt erstmals auftritt. Über eine grundlegende visuelle und manuelle

Untersuchung hinaus stellen die Ärzte heute sieben einfache Fragen, die für die Diagnose von OMG von Nutzen sind:

Haben Sie jemals Ihren Penis unter dem Klodeckel eingeklemmt?	❍ JA ❍ NEIN
Beklagen sich Ihre Sexualpartner über Magenbeschwerden während des Verkehrs?	❍ JA ❍ NEIN
Verspürten Sie jemals ein taubes Gefühl in Ihren Händen und Füßen während einer Erektion?	❍ JA ❍ NEIN
Versorgen Sie sich mit übergroßen Hosen oder Unterhosen, um Ihren Penis unterzubringen?	❍ JA ❍ NEIN
Dachten Sie jemals daran, Ihren Penis zu verletzen?	❍ JA ❍ NEIN
Sind Sie in der Lage, Ihr Steißbein mit der Spitze Ihres Penis zu berühren?	❍ JA ❍ NEIN

Wenn der Patient vier oder mehr Fragen mit »ja« beantwortet, kann sein Penis im Allgemeinen als »riesig« eingestuft werden.

Leonardo da Vinci

Warum lächelt die Mona Lisa peinlich berührt? Weil, wie Leonardo später in einem seiner Notizbücher anmerken sollte, »dieser Teufel ohne mein Wissen aus der Sicherheit meiner Strümpfe hervorgeglitten war, während ich sie malte«. Sein Interesse an der Anatomie wurzelte in der Notwendigkeit, die Kräfte, die sein beschämendes Wachstum hervorriefen, zu verstehen. Seine berühmte anatomische Zeichnung des *Vitruvianischen Menschen* war Leonardos ideales Selbst: ein Mann mit einem Durchschnittspenis, den er ohne Scham präsentiert. Etwas, das der Künstler nie tun konnte.

Sigmund Freud

Der Schmerz, den der junge Freud verspürte, war so tief greifend, dass er die moderne Psychoanalyse erfand, um mit seinen eigenen Problemen fertig zu werden. Seine Theorie, nach der der Sexualtrieb alles menschliche Verhalten steuert, öffnet ironischerweise ein Fenster zu seiner eigenen Seele – unglücklicherweise blieb es Freud ein Leben lang vergönnt, »normalen« Sex zu haben. Die Verwendung einer Couch während der Psychoanalyse wurde als revolutionär angesehen. In Wahrheit jedoch stellte das Sitzen über einen langen Zeitraum hinweg eine Qual für ihn dar, und er ging davon aus, dass andere dies genauso empfänden.

P. T. Barnum

Barnums Hang zu »Monstern« begründet sich in seinen Erfahrungen als junger Außenseiter in Connecticut. Verspottet und sogar geschlagen von seinen Klassenkameraden schwor er sich, ihnen allen eine Lektion zu erteilen, indem er seine Deformation zur Quelle seines Reichtums machte. Letztlich waren es aber die Deformationen anderer, die ihn reich machten. Barnum trat nie selbst in seinem Zirkus auf, überlegte allerdings kurz, gemeinsam mit Tom Thumb aufzutreten und den winzigen General Klimmzüge an seinem erigierten Penis durchführen zu lassen – was er am Ende aber wieder verwarf.

Theodore Roosevelt

Teddys Ausspruch »Sprich sanft und trage einen großen Knüppel« hielt die Welt für eine kluge Zusammenfassung seiner Position zur Außenpolitik. Tatsächlich befand sich der große Knüppel, den er ansprach, in seinen Unterhosen. Über Jahre hinweg hatte sich Roosevelt sorgfältig ein Macho-Image als Jäger, »rauer Reiter« und Naturbursche aufgebaut. Das alles war bloß ein Täuschungsmanöver, eine Fassade, mit der er das Geheimnis verhüllte, das seine Männlichkeit zu beschneiden drohte. Nach seinem Ausscheiden aus dem Amt begab sich Roosevelt auf eine Safari nach Afrika, wo er seine Frustration mit dem Töten einer Menge Elefanten, Nashörner und Büffel bewältigte – alles Lebewesen mit riesigen Penissen.

Jim Morrison

Im Doors-Song »The End« singt Morrison: »Die Schlange ist sieben Meilen lang. Reite die Schlange ... sie ist alt und ihre Haut ist kalt.« Man muss nur einen Blick auf eine Reihe von Morrisons Songtexten und -titeln werfen, um zu verstehen, wie tief die Fixierung auf seinen Penis verankert war: »Touch me« (»Berühr mich«), »Back Door Man« (»Hintertürmann«), »Break on Through« (»Brich durch«) und natürlich »Horse Latitudes« (»Pferdelängen«). Morrison starb mit 27 Jahren, was 1971 zwei Jahre unter der durchschnittlichen Lebenserwartung von OMG-Patienten lag.

Sir Winston Churchill

Einer der Gründe, warum Churchill so leidenschaftlich gegen Adolf Hitlers Vision von der Herrenrasse opponierte, war die Tatsache, dass er dank seines unglaublich knolligen Penis niemals Teil davon sein konnte. Die Nazis brüsteten sich mit ihren winzigen Penissen. Hitler selbst soll einen sensationell kleinen Penis gehabt haben, der bei voller Erektion, was aber höchst selten vorkam, nur 2,5 cm maß. Churchill wusste, dass für Menschen mit durchschnittlich großen Penissen kein Platz auf dieser Welt sich sein würde, wenn Hitler siegte, ganz zu schweigen von Menschen mit OMG.

Gottes Kreaturen, groß und noch größer: Riesige Penisse in der Natur

OMG-Kranke werden oft als »Missgeburten« oder »Irrtum Gottes« gebrandmarkt. Aber die Wissenschaft hat einen großen Beitrag zur Widerlegung dieses diskriminierenden Diskurses geleistet. Der Vergleich mit Dutzenden Tierarten zeigt, dass riesige Penisse im Tierreich weit häufiger sind als einst angenommen.

Pferde. Jeder Internetnutzer weiß, dass Hengste gewaltige Penisse haben. Und doch gehören Hengste zu den stolzesten Geschöpfen Gottes.

Wale. Walpenisse können bis zu zweieinhalb Meter lang werden, was allerdings weniger eindrucksvoll klingt, wenn man bedenkt, dass Walvaginas oft dreieinhalb Meter tief sind.

Elefanten. Elefantenpenisse können bis zu 1,8 Meter lang sein und an die 30 kg wiegen. Leider töten Wilderer diese Kreaturen häufig, um ihre Penisse anschließend als Designerschlafsäcke zu verkaufen.

Argentinische Ruderente. Bei den Männchen wurden Penisse von bis zu 43 Zentimetern gemessen, was mehr als der doppelten Körperlänge des Erpels entspricht. Die Argentinische Ruderente besitzt damit den größten Penis in der Vogelwelt, zumindest seit der Ausrottung der dreibeinigen argentinischen Schwalbe im frühen 19. Jahrhundert.

Seepocken. Obwohl sie nur wenige Zentimeter groß sind, haben Seepocken den im Verhältnis zur Körpergröße riesigsten Penis von allen (dieses entspricht etwa 40:1). Wenn man sich vorstellt, eine Seepocke wäre ein Mann mit einer Körpergröße von 1,82 Metern, dann wäre dessen Penis 73 Meter lang – was bedeutet, dass er vom Mittelkreis eines Fußballfeldes aus problemlos das Urinal in den Umkleiden erreichen könnte.

Kapitel 2

Vom Umgang mit Diskriminierung

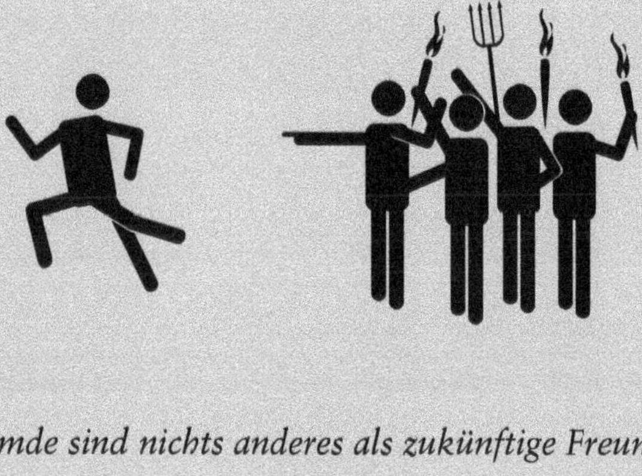

»Fremde sind nichts anderes als zukünftige Freunde.«

Rod McKuen

In einer Welt, die noch immer mit den Wunden kämpft, die Rassenteilung und ethnische Konflikte hinterließen, bleiben Männer mit großen Geräten weiterhin Opfer des »letzten trendigen Vorurteils«, wie es der Dichter Israel McCarthy nannte. Für einen Mann mit OMG ist das Leben wie ein Minenfeld: versetzt mit Spott, Ächtung – und sogar physischen Attacken. In diesem Kapitel beschäftigen wir uns mit einigen realen Beispielen der Diskriminierung, der unsere Mitleidenden ausgesetzt sind. Nach jedem Fallbeispiel werden Dr. Richard und Pater Owen aus ihrer eigenen Perspektive heraus darstellen, was in der jeweiligen Situation besser gemacht hätte werden können.

Vom Umgang mit SPOTT

Es war in Denver bei einem Treffen des Fanklubs der TV-Serie »Buffy – Im Bann der Dämonen«. Ich saß mit einigen anderen Typen (und unserer Freundin Emily, die wirklich cool ist) nach einem langen Konferenztag im Whirlpool des Hotels. Es war eine typische Mittvierzigerparty: Wir aßen Pizza, diskutierten, was wir tun würden, wenn wir Sarah Michelle Gellar im wirklichen Leben begegnen würden, und hörten meine berühmten Rush-Mix-CDs. Als ich aber aus dem Pool kletterte, fingen plötzlich alle an zu schreien und zeigten mit ihren Fingern auf mich. Ich sah an mir herunter und stellte fest, dass meine ausgefransten Jeansshorts hochgerutscht waren – und die untere Hälfte meines Penis bloßlegten. »Das sieht aus wie ein Shai-Hulud!«, brüllte Petes Freund Chad (mit einem Verweis auf die gigantischen Sandwürmer von Arrakis in Frank Herberts »Dune«). Alle im Whirlpool lachten und riefen im Chor: »Der Saft muss fließen! Der Saft muss fließen!« Ich rannte weinend auf mein Zimmer zurück, packte die Büsten der Buffy-Darsteller Xander und Willow ein und fuhr mit dem Taxi zur Busstation. Seit diesem Ereignis habe ich es nie wieder gewagt, mich bei Buffy-Events sehen zu lassen.

Eric G.

Pater Owen: Ich bin in den Straßen von Brockton, Massachusetts, aufgewachsen. Dort hatten wir unsere eigene Methode, mit einer Situation wie dieser fertig zu werden. Wenn dir eine Gruppe Kinder das Leben schwer machte, hast du dir den Größten und Fiesesten ausgesucht und ihm mit einer Brechstange einen Schlag direkt ins Gesicht verpasst. Wenn er dann umfiel und das Blut aus seiner Nase strömte, hast du die anderen Kinder gefragt: »Will noch einer was sagen?« Glaub mir, keiner hat das je getan.

Dr. Richard: Ich würde nicht so weit gehen wie Pater Owen, aber auch ich glaube, dass Fortlaufen nicht die richtige Reaktion ist. Das führt lediglich zu Reue (»Ich wollte, ich hätte ... gesagt«) und Scham (»Ich bin so ein Feigling!«). Bleiben Sie standhaft! Fragen Sie sie, was so schlimm daran ist, wenn man einen Körperteil besitzt, der größer ist als normal. Würden sie Menschen mit großen Füßen verspotten? Wenn sie weitermachen, dann sollten Sie sich überlegen, ob Sie nicht ohne diese sogenannten Freunde besser dran sind.

Vom Umgang mit KRANKHAFTER NEUGIERDE

Ich war im Krankenhaus [Name aufgrund eines laufenden Rechtsstreites entfernt], wo ich meine erste Untersuchung nach dem Umzug in die Gegend hatte. Mein Doktor schien in Ordnung zu sein. Er war ein älterer Herr Mitte sechzig. Die Untersuchung verlief ohne Probleme, bis er meinen Kittel lüftete, um meine Hoden zu begutachten. Er schrak sichtlich zurück, lief rot an und unterdrückte ein Lachen. »Würden Sie mich einen Moment entschuldigen?« sagte er, verließ den Raum und ließ mich mit meinem hängenden Penis auf der kalten Liege sitzend zurück. Kurze Zeit später kam er, nicht mit einer, nein, mit drei Krankenschwestern und einem anderen Arzt zurück. Ich schämte mich zu Tode. »Das sind, äh ... diese Kollegen hier helfen mir bei Ihrer Untersuchung«, sagte er. Ich wusste, dass er log. Sie waren nur gekommen, um zu gaffen. Einer nach dem anderen untersuchte meinen Penis, alle versuchten, ein Lachen zu unterdrücken. Eine der Schwestern hob ihn mit ihrer Handfläche in die Höhe, um sein »Gewicht zu messen«. Eine andere legte ihm eine Blutdruckmanschette an und pumpte sie auf, während sie die ganze Zeit über wie ein Schulmädchen kicherte. Immer mehr Menschen strömten in den Raum – Labortechniker, Verwaltungspersonal, Sanitäter. Es war über die Maßen beschämend. Als ein Hausmeister mit einer Digitalkamera auftauchte, brach ich in Tränen aus.

Omar

Pater Owen: Das ist mir unzählige Male passiert. Spanner sind mir ein täglicher Dorn im Auge, wenn ich mich in Cambridge im Priesterklub aufhalte. Kaum betrete ich das Dampfbad, füllt es sich schneller als das Bostoner Baseballstadion. Wenn ich einen neuen Typen beim Glotzen erwische, sage ich normalerweise etwas von der Art: »Deine Augen haben sich satt gesehen. Ist noch Platz in deinem Arsch?« Wenn ich ihn noch einmal erwische, löse ich das Problem im Brockton-Style. Sie können mir glauben, es ist schwierig, etwas anzustarren, wenn beide Augen geschwollen sind.

Dr. Richard: Ich bin anderer Ansicht. Ich glaube, es ist wichtiger, jemanden zu erziehen, als ihm Angst einzujagen. Wenn ich mich in einer derartigen Situation befinde (wir alle kennen die Masseuse, den Strandbesucher oder den Verwandten, die uns dazu bringen, uns unwohl in unserer Haut zu fühlen), dann versuche ich höflich und sachlich zu bleiben: »Ich sehe, Sie haben Notiz von meinem ungewöhnlich großen Penis genommen. Die Ursache ist eine Krankheit, die OMG genannt wird. Keine Angst – sie ist nicht ansteckend. Ich kann Ihnen das Ganze gern ausführlicher erklären.«

Vom Umgang mit AUSGRENZUNG

Jedes Jahr vor dem Footballmatch beim Schulfest gibt es auf meinem College ein Event, das die »Parade der Schamhaare« genannt wird. Alle ziehen sich bis auf ihre Sneakers nackt aus und laufen drei Runden um das Footballstadion. Die Mädchen bemalen ihre Möpse mit Maskottchen, die Jungs kleiden ihre Pimmel wie den Teamcoach der Konkurrenzmannschaft, und alle sind stockbesoffen, versteht ihr? Das ist supergeil. Im dritten Jahr sage ich mir also »Scheiß drauf«, ich hab das Gefühl satt, nicht mitmachen zu dürfen, und ich bin unglaublich betrunken. Als es Zeit wird, sich auszuziehen, mache ich mit. Aber als mein Knochen sichtbar wird, fängt einer meiner Kumpels an zu rufen: »Ey, Mann! What the fuck?« Alle beginnen sich von mir zu entfernen – sie bilden einen großen Kreis um mich herum, so als wollten sie mir und meinem Ding nicht zu nahe kommen. Es wird still, der Campus-Cop kommt rüber und sagt etwas wie: »Mein Junge, ich muss dich bitten, dich wieder anzuziehen.« Darauf ich: »Warum? Alle anderen sind nackt.« Und er so: »Junge, ich will keine Probleme haben.« Und ich so: »Fick dich, Bro.« Dann legt er mir Handschellen an und schleift mich in das Sicherheitsbüro. Sie klagten mich der Erregung öffentlichen Ärgernisses an, weil ich nackt war. Sie nahmen mir sogar meine Eintrittskarte für das Spiel weg, weil ich angeblich ein »Sicherheitsrisiko« war. Das war total faschistisch!

Jason D.

Pater Owen: Schau, es ist wirklich nicht lustig, wenn man sich ausgegrenzt fühlt, aber ich will auch feststellen, dass man sich die Schlachten, die man schlagen will, richtig aussuchen muss. Ich persönlich hätte mich nicht vor einer Horde Collegestudenten nackt ausgezogen. Es hat den Anschein, als hättest du dein Schicksal absichtlich herausgefordert. Eine meiner Kardinalregeln lautet:

Zeige deinen Penis nie mehr Menschen, als du im Ernstfall fertig machen kannst.

Dr. Richard: Der Pater und ich sind hier einer Meinung. Mit Vorurteilen wird man am besten fertig, wenn man es jedes Mal nur mit einer Person zu tun hat. Wenn du dich ausgegrenzt fühlst, ist vor allem ein Schuss Vitamin »A« nötig (»A« für »Achtung«). Erinnere dich daran, dass ihre Ignoranz das Problem ist, nicht dein riesiger Penis. Andernfalls läufst du Gefahr, deine Beherrschung zu verlieren.

Vom Umgang mit ANGST

Wir hatten gerade das Abendessen beendet. Ich werde nie die Rechnungssumme vergessen: 366,68 $. Nicht, weil das zu viel für ein Abendessen zu zweit ist, sondern wegen der 666 in der Mitte. Eines dieser Dinge, die dir einen Schauer über den Rücken laufen lassen, wenn du dich später daran erinnerst. Wie auch immer, ich zahlte, holte ihren Mantel von der Garderobe, und wir gingen zum Auto. Als ich auf dem Parkplatz die Adresse des Nachtklubs in das Navigationssystem eingab, hauchte sie: »Ich will mich für das Dinner bedanken« und fing *an, mit ihrer Hand an meinem Bein zu reiben. »Hier?«, fragte ich. »Hier.« Sie begann meinen Hosenschlitz zu öffnen, ich überlegte, ob ich etwas sagen sollte. Aber es war zu spät. Er kam heraus. Sie fuhr zurück, kreischte auf, drehte sich zur Autotür und riss verzweifelt am Türöffner, doch die automatische Türsperre war aktiviert. Schweißgebadet löste sie ihre Rolex-Uhr vom Handgelenk: »Bitte! Töte mich nicht! Nimm, was du willst!« Sie kramte in ihrer Handtasche und warf mir ihre Brieftasche zu. Ich saß nur fassungslos da, völlig paralysiert und verwirrt. Das Nächste, woran ich mich erinnern kann, ist, dass sie mir Pfefferspray ins Gesicht sprühte. Ich schrie auf und presste die Finger auf die Augen beim Versuch, sie trocken zu reiben. Letzten Endes konnte sie die Tür öffnen und sprang hinaus in die Nacht.*

DK

Pater Owen: Ich würde sagen, die Beziehung war von Anfang an zum Scheitern verurteilt. Was ich meine, ist, dass sie – falls Sie nicht, meinen Fußspuren folgend, ein Leben im Zölibat gewählt hätten – Ihren Penis früher oder später zu Gesicht bekommen hätte. Da ist es besser, man bringt es hinter sich und erspart sich ein zweites teures Abendessen. Wenn Sie Ihr OMG allerdings schon während des Abendessens angeschnitten hätten, wären Sie möglicherweise, abgesehen von einem Glas Wein im Gesicht, ungeschoren davongekommen.

Dr. Richard: Erinnern Sie sich an den Moment, an dem Sie sich überlegten, ob Sie etwas hätten sagen sollen? Nun, das hätten Sie wahrscheinlich tun sollen. Unglücklicherweise müssen wir Männer mit Überhang besonders vorsichtig sein. Wir müssen davon ausgehen, dass die anderen Angst haben werden, wenn sie unsere Genitalien erstmals zu Gesicht bekommen. Natürlich ist es unfair, dass wir für unsere dicken, fleischigen Penisse verfolgt werden, aber ebenso unfair ist es, die anderen damit zu überraschen.

Vom Umgang mit der ANDROHUNG KÖRPERLICHER GEWALT

Wir lagen festgenagelt auf einem Hausdach im südöstlichen Falludscha, die Granateneinschläge kamen näher und näher. Es blieb keine Zeit, auf den Panzer zu warten

– wir mussten irgendwie die Initiative ergreifen, bevor sie uns anpeilten. Sarge gab mir den Befehl, Unterstützungsfeuer zu eröffnen. Ich bekreuzigte mich, stand auf und begann zu feuern. Einen Augenblick später jagte ein Scharfschütze eine Kugel durch meine Hüfte. Ich fiel nach hinten um und umklammerte mein Bein. Doc war sofort zur Stelle. »Bleib still liegen!«, sagte er und ich spürte das Eindringen der Nadel. Ich fühlte die Schere, die meinen Kampfanzug aufschnitt. Ich erinnere mich an offen stehende Münder, jemand rief: »Verdammte Scheiße! Er hat einen beschissenen Hengstschwanz!« (siehe »Schimpfwörter für gewaltige Penisse, die wehtun«) Sarge versuchte den Doktor von mir wegzuziehen und schrie: »Lass den Scheißer verbluten!« »Nein! Zum Teufel noch einmal, ich habe einen Eid geschworen!« Die anderen Soldaten meiner Einheit drängten sich hinter Sarge und zielten mit ihren Waffen auf mich: »Lass mich schießen, Sarge!«, »Zum Teufel, lass mich!« Sarge zog seine Pistole und richtete sie auf Docs Kopf: »Ich werde jetzt bis dr....«, er konnte jedoch nicht mehr fertig sprechen, denn eine Granate schlug im Zentrum des Daches ein. Das Nächste, woran ich mich erinnere, ist, dass ich in Deutschland in einem Krankenhausbett aufwachte.

Ernesto

Pater Owen: Ich weiß nicht, was ich dazu sagen soll. Ich habe Ihre Geschichte wieder und wieder gelesen, auf der Suche nach einer Lehre, die aus ihr zu ziehen wäre. Etwas Positives. Doch sie bestärkt mich lediglich in meiner Angst, dass alles, was ich in meinem Leben getan habe – Christus' Botschaft von Barmherzigkeit und Toleranz zu verbreiten –, umsonst war. Je älter ich werde, desto mehr glaube ich, dass wir nichts als ein Haufen wilder Tiere sind und dass wir alles verdienen, was Gott uns antut.

Dr. Richard: Und wieder bin ich anderer Meinung als mein Freund. Ich glaube, die Tatsache, dass Doc Ihnen helfen wollte, zeigt die riesigen Fortschritte, die wir in den vergangenen hundert Jahren gemacht haben. Was ich anders gemacht hätte: Ich hätte dem Chaos, das herrschte, einen beruhigenden Aspekt hinzugefügt: »Hey, Leute, ich sehe, ihr habt bemerkt, dass mein Penis ungewöhnlich groß ist. Die Ursache ist eine Krankheit, die OMG genannt wird.«

»COBRA« VON ISRAEL McCARTHY

Im Jahr 1934 an der Amalfiküste geboren, riss Israel McCarthy als Teenager von zu Hause aus und arbeitete als Gehilfe eines Taxifahrers, während er parallel die Abendklassen der Englischen Schule für Lyrik besuchte. Sein 1955 veröffentlichter, erster Gedichtband »Gedichte über meinen riesigen Penis« brachte der Beat-Bewegung den Durchbruch. Seither widmete er Leben und Karriere den Männern mit OMG: Er organisierte Benefizveranstaltungen, hielt rund um die Welt Vorträge und kreierte sogar eine eigene Spezialunterwäschekollektion. Sein größter Beitrag für unsere Sache blieb aber sein Werk – Hunderte Gedichte über die Auseinandersetzung mit einem riesigen Penis. Eines seiner besten Gedichte ist »Kobra« aus der frühen Schaffensperiode.

Kobra

Die Kobra ist überall, Mann
Bereit zum Biss,
Bereit zum Biss,

Bei Nacht trieft das Gift aus ihrem zahnlosen Mund
und webt eine Seidendecke, die mein Herz wärmt,
ein leeres Liebesnest,
ich wische ihren Mund ab,
ein zarter Kuss,
ihre glitzernden Lippen,
ihr augenloses Gesicht,
das ist des Künstlers Traum,
doch meiner nicht, Mann,
Meiner nicht.

KAPITEL 3

Hose runter: Das Outing vor Freunden und Familie

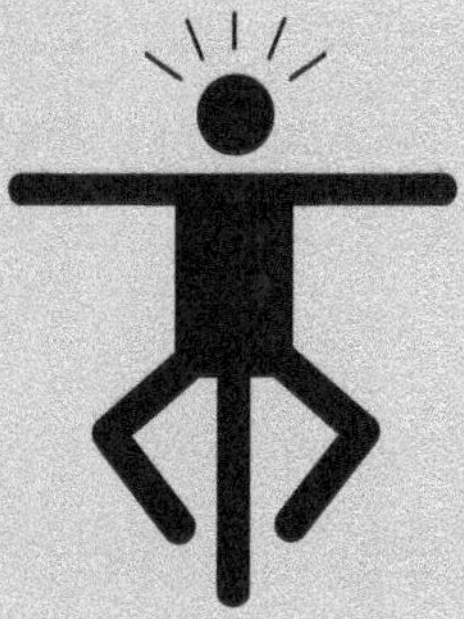

»Sprich deine Geheimnisse in den Wind,
aber mach ihm keine Vorwürfe,
wenn er sie den Bäumen weitererzählt.«

- Khalil Gibran

Ein Mann kann sein Leben nicht wirklich leben, wenn er gezwungen ist, seinen riesigen Penis vor den ihm am nächsten stehenden Menschen zu verbergen. So schrecklich es auch in unserer OMG-phoben Welt erscheinen mag, das Outing ist ein entscheidender Schritt auf dem Weg in ein »normales« Leben, das die meisten Männer mit Überhang herbeisehnen. Aber man sollte nichts überstürzen – die Wahl des falschen Zeitpunkts und der falschen Vorgehensweise bei der Enthüllung des großen Geheimnisses könnte tragische Konsequenzen haben. In diesem Kapitel geben wir Ratschläge, wie Sie Ihre Selbstentblößung so schmerzfrei wie möglich gestalten können, und teilen mit Ihnen einige Outing-Geschichten anderer Betroffener.

Die folgende Geschichte illustriert, wie man das Outing vor seinen Lieben *nicht* gestalten sollte:

Weihnachtsmorgen, 1983. Familie O'Donnell war früh auf den Beinen, um die Geschenke auszupacken und sich auf ihrer alten Farm in Massachusetts am Kaminfeuer zu wärmen: Da waren Bill und Maggie, ihre Kinder Mary, Katie, Sean, die Zwillinge Frank und Aiden, Megan, Pete, Baby Molly und Bill Jr. – der Älteste, auf Heimaturlaub nach seinem ersten Collegesemester. Ohne Wissen seiner Eltern und Geschwister hatte Bill Jr. sich dazu entschlossen, sein Geheimnis auf dramatische Weise zu teilen, darauf hoffend, dass der Geist der Weihnachtsfeiertage den Schock mildern würde. Als er an der Reihe war, seinen Strumpf zu öffnen, zog er ihn von seinem Schoß und enthüllte seinen massiven Penis – um den er eine Schleife gebunden hatte.

»Mein Vater ging schweigend aus dem Zimmer, während Mutter, die Brüder und die Schwestern weinten. Als er zurückkam, hielt er seine Remington 12 im Arm. Ich dachte, er würde auf mich schießen – das dachten wir alle. Aber er setzte sich einfach auf seinen Lieblingslederstuhl, murmelte ›Frohe Weihnachten‹ und schoss sich eine Kugel durch den Kopf.«

Ein allzu häufiges Ergebnis, aber so weit müsste es nicht kommen …

Vorbereitung ist alles

Wählen Sie den richtigen Zeitpunkt

Obwohl jedes Outing anders ist, gibt es einige wenige universell anwendbare Ratschläge, an die sich alle Männer mit riesigen Penissen halten sollten.

Outen Sie sich nie im Zorn. Einige Männer machen den Fehler, ihr bestes Stück während einer hitzigen Diskussion hervorzuholen, was Pater Thomas den »Ach ja«-Moment nennt: »Ach ja? Du denkst, ich bemühe mich nicht genug in der Schule? Versuche einmal, *damit* den ganzen Tag in der Schule zu sitzen!« oder »Ach ja? Jetzt bin ich also ein Alkoholiker? Würdest du nicht trinken, wenn du *damit* geboren worden wärest?« Ihre massiven Genitalien in die Diskussion zu werfen ist, als ob Sie Dynamit in ein Lagerfeuer werfen würden.

Wägen Sie stets das allgemeine Stressniveau ab. Je glücklicher und entspannter Ihre »Opfer« sind, desto besser. Wenn Sie planen, sich Ihren Eltern anzuvertrauen, dann ist das nicht ratsam, wenn diese sich mitten in einem Insolvenzverfahren befinden. Ebenfalls sollten

Sie es lieber vermeiden, Ihrem Kumpel Ihren riesigen Penis zu zeigen, wenn er gerade eine schmerzhafte Trennung durchmacht.

Meiden Sie Ferien. Bill O'Donnell machte diese Erfahrung auf bittere Art und Weise, aber er ist nicht der Einzige. Viele OMG-Kranke versuchen, die verheerende Wirkung eines Outings an Feiertagen abzuschwächen oder mit Humor zu nehmen – sie stecken am 4. Juli eine Wunderkerze in die Harnröhre, verkleiden sich zu Halloween als anatomisch korrekter Hengst, färben zu Ostern ihre Penisse. Es funktioniert nie. Das Herunterlassen der Hose an sich ist dramatisch genug; die zusätzliche Dramatik eines festlichen Anlasses macht die Dinge nur schlimmer.

Wählen Sie den richtigen Rahmen

Gehen wir nun davon aus, Sie haben einen Zeitpunkt gefunden, zu dem Ihre Lieben fröhlich und entspannt sind: Nun widmen wir uns der passenden Umgebung.

Vermeiden Sie öffentliche Plätze. Männer mit OMG sind oft versucht, sich in der Öffentlichkeit zu entblößen, als »Absicherung« gegen exzessive Gewaltausbrüche. Doch das kann den gegenteiligen Effekt haben – indem es die Beschämung eines Freundes oder Verwandten intensiviert und einen psychotischen Anfall auslöst (siehe »Unkontrollierbarer Zorn«, Seite 56).

Überprüfen Sie Ihre Umgebung im Vorfeld. Wenn Sie sich einmal für einen stillen, ruhigen Ort entschieden haben, sollten Sie ihn im Vorhinein überprüfen, selbst wenn es sich um einen Ort handelt, der so vertraut ist wie das eigene Wohnzimmer. Beziehen Sie Position und stellen Sie sich die Szene der Entblößung bildhaft vor. Prägen Sie sich sorgfältig alle Ausgänge ein. Entfernen Sie alles, was als Waffe verwendet werden könnte.

Vermeiden Sie »Reizobjekte«. Aus Ihrem Umfeld sollte alles entfernt werden, was eine ohnehin aufgeladene Situation weiter anheizen und den instinktiven Tötungstrieb eines Menschen auslösen könnte: Familienfotos aus glücklicheren Tagen, rote Farbe im Überfluss und alles, was im Geringsten an einen riesigen Penis erinnert (Feuerlöscher, Standuhren, Kurzhaardackel usw.).

Sorgen Sie für Unterstützung

Höchstwahrscheinlich wird die Atmosphäre während des Outings hitzig – oder sogar gewalttätig – sein. Da ist es immer gut, wenn Sie jemanden auf Ihrer Seite haben.

Einen Freund. Es liegt auf der Hand, dass das jemand sein sollte, der Ihr Geheimnis bereits kennt und Sie trotzdem als menschliches Wesen akzeptiert.

Einen OMG-Leidensgefährten. Entweder aus Ihrer Selbsthilfegruppe oder einfach eine Person, die Sie über eines der vielen Internetportale für Männer mit Überhang gefunden haben. Es stellt ein zusätzliches Plus dar, falls er selbst bereits sein Outing hinter sich hat und weiß, was auf Sie zukommt.

Einen Geistlichen. Das heißt, falls er bereit ist, Ihnen zu helfen. Traurigerweise gibt es nach wie vor nur wenige Geistliche – ob Pfarrer, Rabbi oder Imam –, die Männern mit riesigen Penissen beratend zur Seite stehen.

Seien Sie behutsam

Bevor Sie es sagen

Die Stimmung steuern. Bitten Sie alle, sich zu setzen. Sprechen Sie mit sanfter, gleichmäßiger Stimme. Versichern Sie sich, dass alle auf der Toilette waren und alle Mobiltelefone ausgeschaltet sind. (Schalten Sie Ihres bloß auf lautlos, für den Fall, dass Sie die 112 rufen müssen.)

Starten Sie mit einer positiven Feststellung. Sagen Sie Ihren Familienmitgliedern, wie wichtig sie für Sie sind und dass Sie ihnen seit Längerem eine schmerzhafte Mitteilung machen wollten. Sagen Sie ihnen, dass Sie sie immer lieben werden, egal, was in den nächsten Minuten, Stunden oder Wochen geschehen wird. (ACHTUNG: An diesem Punkt des Outings werden die meisten Freunde oder Verwandten vermuten, dass Sie homosexuell sind. Sie sollten diese Verwirrung also schnell hinter sich lassen, damit die Enttäuschung möglichst klein ist, wenn sie erfahren, dass dem nicht so ist.)

Zeigen Sie Perspektiven auf. Wenn Ihre Familienmitglieder religiös sind, sagen Sie ihnen, dass Gott die Menschen nach seinem Ebenbild schuf. Sind sie nicht religiös, sagen Sie ihnen, dass Sie an den Grundsatz glauben, dass »alle Menschen gleich geschaffen wurden«. Fragen Sie sie, ob sie Menschen wie Albert Einstein und Abe Lincoln bewundern. (ACHTUNG: Nun werden sich alle *sicher* sein, dass Sie sich als homosexuell outen werden. Machen Sie daher schnell und kommen Sie zum Punkt.)

Sagen Sie die Wahrheit. Verkündigen Sie Folgendes mit lauter, klarer Stimme: »_______________, ich leide an einer Krankheit, die das Opulente-Männliche-Genitalien-Syndrom genannt wird.«

Nachdem Sie es gesagt haben

Machen Sie sich klar, dass sie geschockt sein werden. Stöhnen und Weinen werden aller Wahrscheinlichkeit nach die Worte »männliche Genitalien« übertönen. Sobald sie »opulent« gehört haben, werden sie in ein Land der Albträume entführt werden, in dem es keine Wärme, Liebe oder Schönheit gibt. Vorurteile und Ängste werden in ihren Köpfen herumschwirren wie Fledermäuse in einer brennenden Scheune. Einige werden sich erbrechen. Andere werden weinen. Einige wenige werden möglicherweise beginnen, auf Sie einzuschlagen, noch bevor Sie Ihren Satz beenden können. Denken Sie daran, dass, sofern Sie nicht in Japan aufwuchsen, Ihre Eltern Ihren Penis seit Beginn der Pubertät nicht mehr gesehen haben. Dasselbe gilt für Freunde und Geschwister. Aus diesem Grund hatten sie wahrscheinlich keine Ahnung, dass Sie an OMG leiden.

Bleiben Sie ruhig. Abgesehen davon, dass Sie sich vor körperlichen Attacken schützen und sich ducken, um fliegenden Gegenständen auszuweichen, ist es entscheidend, dass Sie während der anfänglichen Reaktionen völlig ruhig und gelassen bleiben. Lassen Sie Ihrer Familie Zeit, es zu verdauen. Lassen Sie sie weinen, schreien und Gott verfluchen.

Zeigen Sie ihnen *nicht* Ihren Penis. Einige Männer werden sich versucht fühlen, unmittelbar nach ihrer Beichte ihren riesigen Penis herzuzeigen – so wie man ein Schlussplädoyer durch das Hochhalten des einzigen unwiderlegbaren Beweisstückes unterstreicht. Aber das ist nicht *Law & Order*. Selbst wenn sie ihn sehen wollen, lehnen Sie das höflich ab. (Sie wollen ihn fast immer sehen, nur um ihn anschließend zu attackieren.)

Wissen, was auf Sie zukommt

»Anakin« (Name geändert) war 17, als er sich seiner Mutter, seinem Vater und dem jüngeren Bruder anvertraute. Seine Geschichte ist typisch und ein perfektes Beispiel für die sechs Stufen, die Ihre Freunde und Ihre Familie durchmachen werden:

1. Verleugnung
2. unkontrollierbarer Zorn
3. Trauer
4. noch unkontrollierbarerer Zorn
5. Ausgrenzung
6. Akzeptanz

Machen Sie sich klar: Jede Stufe kann zwischen einem Tag und einem Jahrzehnt andauern, und nicht jeder durchlebt sie alle.

Stufe eins: Verleugnung

»Es war, als hätte sie nichts von dem, was ich sagte, gehört. ›Mama‹, wiederholte ich, ›was tust du?‹ ›Was glaubst du, was ich tue, Liebling? Ich mache Abendessen. Meine Jungs müssen doch essen, oder? Wir vier werden uns an den Tisch setzen und ein feines Abendessen haben. Gemeinsam.‹ Mein kleiner Bruder hatte die Tür krachend zugeschlagen und Bon Jovi aufgedreht. Vater hatte das Haus verlassen und war zu einem Freund gegangen, um sich zu betrinken. Und da stand nun meine Mutter – und machte Hackbraten, als wäre nichts geschehen. ›Mama, ich habe OMG.‹ – ›Machen wir Spinat oder Kartoffelpüree?‹ – ›Mama! Ich habe einen übergroßen Penis!‹ – ›Weißt du was? Machen wir beides, um auf Nummer sicher zu gehen. Den Rest können wir immer noch einfrieren.‹«

Stufe zwei: Unkontrollierbarer Zorn

»Die Dinge gerieten außer Kontrolle, als Dad völlig betrunken nach Hause kam. Meine Mutter saß stundenlang alleine im Speisezimmer und sah zu, wie das Essen kalt wurde. Mein Bruder hatte sich nicht sehen lassen. Mein Vater lachte, als er eintrat, er trug eine braune Papiertüte bei sich. ›Hallo! Ich war einkaufen!‹, sagte er lallend. Ich traf ihn im Vorzimmer. ›Dad, ich liebe dich. Wir müssen darüber reden.‹ – ›Schau!‹ Er zog eine unverpackte Schweinelende aus der Tüte. Sein Gesichtsausdruck veränderte sich. ›Ich habe mir gedacht, das wird dir gefallen, du gottverlassener Freak!‹ Nur undeutlich kann ich mich an das erinnern, was dann geschah. Alles, was ich noch weiß, ist, dass Vater mir mit der Schweinelende unerbittlich auf Kopf und Nacken schlug. Ich weiß, dass Mutter im Nebenzimmer schrie und Geschirr an der Wand zerschlug. Ich weiß, dass mein Bruder mir zu Hilfe eilte und kreischte: ›Er ist immer noch euer Sohn! Er ist immer noch euer Sohn!‹ Dann wurde alles dunkel um mich.«

Stufe drei: Trauer

»Nach Stunden des Schreiens und Weinens dachte ich, das Schlimmste wäre überstanden. Alle waren gegen ein Uhr früh schließlich schlafen gegangen. Ich konnte allerdings nicht einschlafen und ging gegen drei Uhr morgens hinunter in die Küche, um ein Glas Wasser zu trinken. Als ich den Kühlschrank öffnete, hörte ich ein Geräusch in der Dunkelheit. Ich drehte mich um und erkannte die Umrisse meines Vaters. Da saß er auf dem Küchenboden, die Knie eng gegen den Brustkorb gepresst, sich vor und zurück wiegend und flüsterte immer wieder: ›Mein Sohn ist tot … mein Sohn ist tot … o mein Gott … o mein Gott.‹ Als ich das Licht einschaltete, sah ich ihn in seinem eigenen Urin sitzen. ›Dad?‹ fragte ich. Er sah mir direkt in die Augen, sein Gesicht verkrustet von getrockneten Tränen. Er fragte: ›Haben Sie meinen Sohn gekannt? Er war ein guter Junge, nicht wahr?‹«

Stufe vier: Noch unkontrollierbarerer Zorn

»48 Stunden verstrichen ohne weiteren Zwischenfall. Wir alle gingen unseren täglichen Aufgaben nach. Vater ging zur Arbeit. Mutter kochte und putzte. Mein Bruder und ich gingen zur Schule. Keiner sagte ein Wort. Am dritten Abend versammelten wir uns um den Esstisch und aßen gebratene Hähnchenkeulen – alle vier starrten wir die ganze Zeit über auf unsere Teller. Die sanfte Stimme meines Bruders brach schließlich das Schweigen: ›Mama, gibst du mir bitte die –‹ Mein Vater hechtete über den Tisch und schlug ihn so heftig auf den Mund, dass er vom Stuhl fiel. Schnell versuchte ich ihn wegzuziehen, aber er prügelte immer weiter auf meinen Bruder ein. Alle drei wälzten wir uns am Boden – tretend, schlagend und würgend. Aus dem Augenwinkel sah ich, dass meine Mutter auf den Tisch kletterte und begann, sich ihre Kleider vom Leib zu reißen. Als mein Bruder und ich schließlich meinen Vater niedergerungen hatten, blickten wir auf und sahen sie auf dem Tisch stehen – sie riss sich Haarbüschel aus, und sie war völlig nackt.«

Stufe fünf: Ausgrenzung

»Wir saßen zu dritt im Wohnzimmer. Mutter war wach und es ging ihr wieder besser. ›Deine Mutter und ich haben beschlossen, jeden Kontakt zu dir abzubrechen‹, begann Dad. Es würde kein Geld mehr für das Auto geben. Keine Krankenversicherung. Keine Studiengebühren. Keine Berücksichtigung im Testament. Ein Verstoßen aus der Familie. Sie wollten nie wieder etwas von mir hören oder sehen. ›Wir können deinen Lebensstil nicht gutheißen, und ganz sicher wollen wir dich nicht in der Nähe der Enkel haben, wenn dein Bruder heiratet.‹ Sie benahmen sich, als hätte ich mir dieses Unheil freiwillig ausgesucht. Aus freien Stücken einen dritten Arm auf meinen Eiern drapiert. Ich weiß, ich hätte argumentieren müssen, sie bitten müssen, es nochmals zu überdenken. Doch alles, was ich tat, war, in Tränen auszubrechen. Ich hatte einfach keine Kraft mehr. Ich stand auf, ging zur Tür und sagte: ›Es tut mir leid, dass ich eine Enttäuschung für euch bin. Falls es noch irgendeine Bedeutung hat: Ich liebe euch.‹ Ich sah die Augen meines Vaters feucht werden. ›Ich weiß, mein Sohn. Geh – geh einfach.‹ So ging ich, nicht ahnend, dass ich ihn nie wiedersehen würde.«

Stufe 6: Akzeptanz

»Monatelang hatte ich meine Familie nicht mehr gesehen, abgesehen von der Nacht, in der mich mein Bruder an einer Tankstelle traf, um mir Winterkleidung zu geben. Das Leben im Auto wurde mit zunehmender Kälte schwieriger, und aus der Unterkunft, die unser Familienpastor betreute, hatte man mich entfernen lassen. Ich ging zu Ladendiebstählen über, um zu überleben. Wenn ich nicht genug zu essen stehlen konnte, war ich gezwungen, in der Straße hinter dem Drive-in für 4 $ Handjobs anzubieten. Selbstmordgedanken kamen auf. Eines Morgens weckte mich dann ein Klopfen an der Windschutzscheibe. Es war mein Bruder. ›Vater ist tot.‹ Die Ärzte sagten, die Ursache war eine massive Herzattacke, verursacht durch hohes Cholesterin, Fettleibigkeit und lebenslanges Rauchen. Aber ich wusste, dass er in Wahrheit aus Scham starb. Heute sorgen Mutters Medikamente dafür, dass sie auf den Beinen und bei uns ist, die Bewährungsfrist meines Bruders ist fast abgelaufen, und ich arbeite 20 Stunden in der Woche in demselben Drive-in, hinter dem ich früher Freier bediente. Das Leben macht wieder Spaß. Die Zukunft ist rosig. Und nichts davon wäre der Fall gewesen, wenn ich nicht den Mut aufgebracht hätte, mich zu outen.«[1]

1 *Die überwältigende Mehrheit von Freunden und Familienmitgliedern erreicht diese Stufe niemals. »Anakin« gesteht selbst ein, dass er einer der wenigen Glücklichen ist.*

Spaß haben mit Ihrem riesigen Penis 1: »Lendenstück oder Penis?«

Ein überaus lustiges Partyspiel, bei dem die Spieler mit verbundenen Augen – ausschließlich auf der Grundlage von Geräuschen – raten müssen, ob ein Objekt von Ihrem riesigen Penis oder einem rohen Lendensteak getroffen wird.

Sie benötigen:

- 2–6 Spieler (die von Ihren OMG wissen und kein Problem damit haben)
- 1 rohes Lendensteak (450 Gramm oder mehr)
- 1 riesiger Penis
- Augenbinde
- Küchenuhr oder Stoppuhr

Spielregeln: Die Spieler teilen sich in Zweierteams auf und entscheiden mit »Schere, Stein, Papier« über die Reihenfolge. Pro Team werden ein »Rater« und ein »Schläger« festgelegt. In jeder Runde werden dem Rater die Augen verbunden, während der Schläger entweder (a) die Lende oder (b) den riesigen Penis wählt, dazu ein zu schlagendes Objekt. Buchstäblich alles in Sichtweite kann gewählt werden: eine Arbeitsfläche, ein Glas, die Wange eines anderen Spielers, ein Haustier usw. Der Schläger verkündet, um was für ein Objekt es sich handelt, und schlägt es (nur einmal). Die anderen Spieler rufen sofort: »Lende oder Penis?« Der Rater hat nun 30 Sekunden Zeit, sich auf der Grundlage des Geräusches ein Urteil zu bilden. Hinweise oder Wiederholungen sind verboten. Jede korrekte Antwort gibt einen Punkt. Das Team, das zuerst zehn Punkte erreicht, gewinnt.

KAPITEL 4

Instandhaltung und Pflege Ihres riesigen Penis

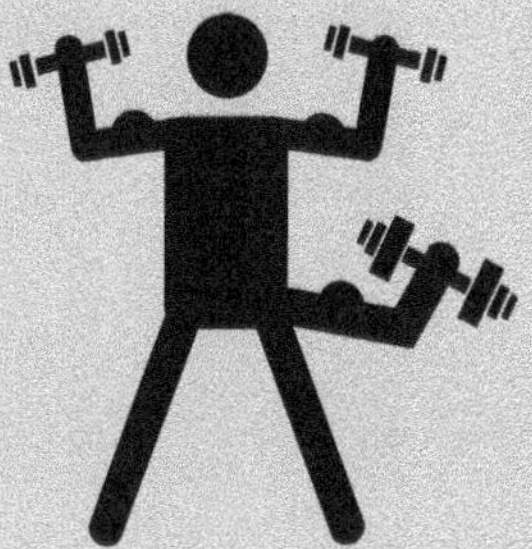

»Gesundheit ist wertvoller als Bildung.«

THOMAS JEFFERSON

Spezielle Dinge erfordern spezielle Fürsorge. Unglücklicherweise kennen nur wenige OMG-Leidende aufgrund des gegenwärtig herrschenden Klimas der Angst und der Vorurteile die richtigen Pflege-, Befeuchtungs- und Massagetechniken, die essenziell für die Gesundheit Ihres riesigen Penis sind. Stattdessen behandeln viele Heranwachsende ihre Penisse, als hätten diese Normalgröße – eine Beleidigung, die später schwere Komplikationen hervorrufen kann. Es ist hart genug, einen riesigen Penis zu haben. Einen riesigen, ungesunden Penis zu haben ist jedoch mehr, als ein Mann ertragen kann.

Allgemeine Gesundheit

Entwässerung. Da die OMG-Harnröhre (umgangssprachlich als »Pissloch« oder »Pipiröhre« bezeichnet) unglaublich lang ist, kann es vorkommen, dass Flüssigkeiten nicht hinreichend ausgespült werden. Das kann zu einem schrecklichen Zustand führen, der Maury-Povich-Syndrom genannt wird: Hier beginnt der gesamte Körper, einen starken Geruch von abgestandenem Urin auszusondern. Ebenso könnte sich zurückgebliebenes Sperma, das nicht aus der Harnröhre eines riesigen Penis entfernt wurde, zu einer zementartigen Substanz verfestigen, die »Sperment« (englisch: »cumcrete«) genannt wird. Lassen Sie es so weit kommen, sind Sie ein Fall für die Intensivstation – dort wird die Harnröhre neu angebohrt, eine quälende und peinliche Prozedur. Um diese Probleme zu vermeiden, schütteln Sie Ihren Penis nach dem Urinieren oder nach der Ejakulation energisch und wenden Sie in der Folge die »Zahnpasta-Drucktechnik« an, wobei Sie mit Daumen und Zeigefinger einen Ring um die Penisbasis bilden und ihn langsam den Schaft entlangziehen, so als würden Sie eine Zahnpastatube ausdrücken.

Vorhautspülung. Beschneidungen sind in vielen Teilen der westlichen Welt üblich, OMG-Leidende sind jedoch fast alle unbeschnitten. Ihre Penisse schließen mit absurd großen und fleischigen Vorhautlappen ab, die die Harnröhre bedecken und auf diese Art einen warmen, feuchten Nährboden für Bakterien bilden und wie Ministaubsauger Schmutz und Staub aufsaugen. Lässt man den Dingen ihren Lauf, kann dieser Umstand schreckliche Konsequenzen haben, wie beispielsweise den Cannoli-Penis, bei dem sich massive Mengen von aufschäumendem Eiter in der Vorhaut ansammeln. Des Weiteren kann es zu Fuchsschwanz kommen: Dabei sammeln sich Fusseln und Schmutz an der Spitze des Penis und erschweren das Urinieren extrem. Um diese Probleme zu verhindern, sollte die Vorhaut einmal täglich zurückgeschoben und mit warmem, leicht seifigem Wasser gespült werden. Die Verwendung einer Trinkflasche oder Bratenspritze vereinfacht die Prozedur erheblich.

Schaftrollen. Das Penisinnere besteht aus Schwellkörpern, die sich ausdehnen, wenn sie sich mit Blut füllen, um eine Erektion herbeizuführen. Menschen mit einem riesigen Penis haben es schwerer als »normale« Männer, eine Erektion zu erlangen und aufrechtzuerhalten, einfach weil ihre Penisse viel mehr Blut benötigen, um den Hohlraum zu füllen. Es ist daher unerlässlich, Ihre Schwellkörper gesund und klumpenfrei zu halten. Das tut man am besten durch »Schaftrollen«. Legen Sie einmal pro Woche Ihren Penis auf eine flache Unterlage und kneten Sie ihn mit einer Teigrolle (die schweren Marmorrollen eignen sich hierfür am besten). Rollen Sie etwa zehnmal hin und zurück. Das beugt nebenbei den großen, hervortretenden Adern vor, die so viele unserer Leidensgenossen plagen. Sie sind nicht nur unansehnlich und etwas unbequem, diese Adern können bekannterweise auch während des Verkehrs platzen, was äußerst traumatische Folgen für alle Beteiligten haben kann.

Gemeine Schimpfwörter für riesige Penisse

HOCO. Ein abwertender Begriff für einen Mann mit einem riesigen Penis, eine Abkürzung des Wortes »Horse Cock« (dt.: »Hengstschwanz«). Das wohl am weitesten verbreitete Anti-OMG-Schimpfwort geht auf den amerikanischen Süden in der Epoche des Bürgerkriegs zurück, als ein Journalist des *Birmingham Lantern* Abraham Lincoln als »langbeinigen, hengstschwanzigen Schuft« bezeichnete.

Beispiel: »Ich habe gehört, dass Russ aus der Buchhaltung ein heimlicher Hoco ist.«

LOUIE. Ein anderer abwertender Begriff für einen OMG-Kranken und eine Anspielung auf den »Louisville-Schläger«, die weltweit bekannteste Baseballschläger-Marke. Das Schimpfwort wurde erstmals in den Dreißigerjahren in den unteren Baseballligen populär, erreichte das allgemeine Publikum aber erst, nachdem Richard Berry es zwei Jahrzehnte später durch den Rockklassiker »Louie Louie« unsterblich machte.
Beispiel: »Ruf meine Schwester nie wieder an, du dreckiger Louie!«

DIE TATZE VON PU. »Etwas, das immer im Honigtopf stecken bleibt.« Ein abwertender Begriff für einen übergroßen Penis und ein Verweis auf die populäre Kinderbuchfigur. Nach unserem Wissensstand war der Schöpfer von Pu, A. A. Milne, kein Opfer von OMG.
Beispiel: »Der Typ hat die Pu-Tatze! Es war widerlich!«

Geeignete Unterwäsche. Männer mit riesigen Penissen haben sich von »engen Weißen«, Boxerslips und allgemein jeglicher Unterwäsche aus synthetischen Fasern fernzuhalten. Diese zu tragen würde bedeuten, den Penis in eine Gefängniszelle zu werfen und ihn zu »lebenslänglich« ohne Aussicht auf Bewährung zu verurteilen. Ihr Schaft reibt sich an den Polyesternähten wund. Ihre Eichel wird durch den engen Gummi stranguliert. Ihre Hoden sehnen sich nach Freiheit. Boxershorts sind die einzig gesunde Unterwäsche für Männer mit OMG – und nur dann, wenn sie zu 100 Prozent aus Baumwolle oder Seide bestehen. Ebenfalls wird empfohlen, diese eine Nummer größer zu kaufen (tragen Sie L, dann kaufen Sie XL, und so weiter). Das wird Ihr allgemeines Unbehagen reduzieren und dazu beitragen, ständige Reibung und Verletzungen, die mit dem Blutfluss im Zusammenhang stehen, zu verhindern. Sie würden keinen Löwen in einen Hamsterkäfig stecken, warum also sollten Sie einen riesigen Penis in die Unterwäsche durchschnittlicher Männer zwängen?

Hammerausschlag. Wenn Sie ein waffenscheinpflichtiges Glied besitzen, dann sind zufällige Verletzungen des Penis eine Frage von Leben und Tod. Jeder OMG-

Leidende über 20 kann Ihnen Geschichten erzählen, in denen er sich auf seinen Penis setzte, ihn in der Autotür einklemmte, dieser sich im Filter des Swimmingpools verfing oder er beim Aufwachen feststellte, dass ihn die Katze als Kratzbaum verwendete. Die meisten dieser Verletzungen sollten auf die gleiche Art und Weise behandelt werden wie an jedem anderen Körperteil. Aber die bei Männern mit Überhang am meisten verbreitete Krankheit erfordert spezielle Sorgfalt. »Hammerausschlag« äußert sich in einer rauen, entzündeten Penishaut, die durch exzessive Reibung beim Geschlechtsakt verursacht wird. Wenn Sie nach dem Sex (oder intensivem Onanieren) feststellen, dass Ihr Penis aussieht wie die mutierte Monsterfliege aus »Die Fliege«, oder Ihnen auch nur der kleinste Windhauch, der über Ihren Penis streift, unerträgliche Schmerzen bereitet, müssen Sie schnell handeln:

- Tränken Sie 1 Meter Gaze in flüssigem Vitamin E.
- Gießen Sie Wasserstoffperoxid auf die betroffenen Stellen (das wird wehtun).
- Lassen Sie Ihren Penis lufttrocknen.
- Tragen Sie ein antibakterielle Wundsalbe auf die betroffenen Stellen auf (auch das tut weh).

- Wickeln Sie die nasse Gaze um Ihren Penis (das tut wirklich weh).
- Lassen Sie Ihren Penis nun etwa sechs Stunden gut belüftet und hochgelagert ruhen.

Penishautpflege. Um die Häufigkeit des Auftretens von Hammerausschlag und anderen weitverbreiteten krankhaften Zuständen der Penishaut (wie Penisschuppen, die durch die Hosenbeine hinunterfallen, was peinliche weiße Flecken auf den Schuhen zur Folge hat) zu reduzieren, ist es wichtig, die richtige Penisfeuchtigkeit aufrechtzuerhalten, speziell in den trockenen Wintermonaten. Stellen Sie sicher, dass Sie mindestens einmal am Tag eine großzügige Menge Hautlotion auf Ihren Penis auftragen. Achten Sie außerdem darauf, Sonnencreme mit einem Lichtschutzfaktor von mindestens 30 zu verwenden, wenn Sie Ihren Penis direktem Sonnenlicht aussetzen. Ungeschütztes Sonnen kann zu einer Lederlende führen, einem stark von der Sonne geschädigten Penis, der aussieht wie ein alter Cowboystiefel. In erster Linie aber sollten Sie gute Penishygiene praktizieren. Denken Sie daran, dass »normale« Männer tagelang ohne Duschen oder Abschrubben ihrer Genitalien auskommen, aber da unsere Penisse so viel opulenter sind (und die vielfache Hitze abgeben), sind wir einem größeren Risiko ausgesetzt, eine Sumpfleiste zu bekommen, ein Zustand, bei dem sich Bakterien in unseren Hodenfalten einnisten und unsere intimen Teile denselben Geruch wie die Sümpfe von Louisiana an einem drückend heißen Sommertag ausströmen lassen.

Operation: Abschneiden oder nicht abschneiden

Mit dieser Frage sieht sich fast jeder Mann mit OMG an einem bestimmten Punkt konfrontiert: Soll ich mich operieren lassen? Für die überwältigende Mehrheit der Leidenden (inklusive Ihrer beiden bescheidenen Autoren) ist die Antwort Nein – die Gründe dafür sind Angst, die enormen Kosten der Prozedur und, in unserem Fall, persönlicher Stolz. Tatsächlich waren wir unsicher, ob wir diesen Abschnitt überhaupt in das Buch aufnehmen sollten. Die Ansicht, dass eine Operation eine Beleidigung für alle Leidenden ist, gewinnt in der OMG-Gemeinschaft an Boden – sie ist das, was Dr. Herbert Sumner den »Ausweg für Feiglinge« nannte (ironischerweise wurde nach seinem Tod 1986 enthüllt, dass Sumner selbst eine Operation hinter sich hatte, was sein Werk zusätzlich diskreditierte). Letztlich entschlossen wir uns, zwei konträre Ansichten zu präsentieren und Ihnen selbst die Wahl zu lassen.

Pro: »Jeremy« arbeitet für einen Motorradhersteller und unterzog sich im Jahr 2002 einer Operation.

»Würde ich es anders machen? Auf gar keinen Fall! Ja, die Operation war schmerzhaft und die zweijährige Erholungsphase elend. Tatsache ist aber, dass ich nun einen winzigen Penis habe, und den kann mir niemand wegnehmen. Ich kann an einen FKK-Strand gehen, ohne verprügelt zu werden. Ich kann mit Frauen ausgehen, ohne mir darüber Sorgen zu machen, wie sie reagieren werden, wenn ich meine Hosen runterlasse. Außerdem – und ich kann gar nicht glauben, dass ich es bin, der Ihnen das erzählt – fahren die Frauen irgendwie auf die vernarbte Haut ab. Es wirkt wie die natürliche Version von diesen gerippten Kondomen, verstehen Sie? Das Leben ist schön.«

Kontra: »Casey« ist Rechtsanwalt mit Spezialisierung auf Sammelklagen und Produkthaftung und ließ sich 1996 operieren.

»Ich nenne den Tag, an dem ich die Operation vornehmen ließ, ›Begräbnistag‹, denn Tatsache ist, dass ich seither nicht wirklich gelebt habe. Ja, ich hatte einen riesigen Penis, okay? Aber es war wenigstens ein Penis. Was ich jetzt habe, ist eher eine Art Frankenstein-Schwanz. Ein acht Zentimeter kurzes Klümpchen Fleisch, das aussieht wie ein daumengroßer Quilt. Er biegt sich gut 40 Grad nach links, was heißt, dass ich meinen Körper nach rechts drehen muss, wenn ich pinkeln will. Und jedes Mal, wenn ich Sex habe – was übrigens so gut wie nie passiert –, muss ich eine Fußballpumpe an einem Ventil an der Basis meines Schaftes anschließen, da er wegen all der geschädigten Nerven nicht von alleine hart wird. Wenn man dazu noch berücksichtigt, dass ich Privatinsolvenz anmelden musste, weil ich für all die Rehabilitationskosten aufkommen musste, dann war das sicherlich die schlechteste Entscheidung, die ich jemals getroffen habe.«

KAPITEL 5

Den Schmerz teilen: Geschlechtsverkehr mit einem riesigen Penis

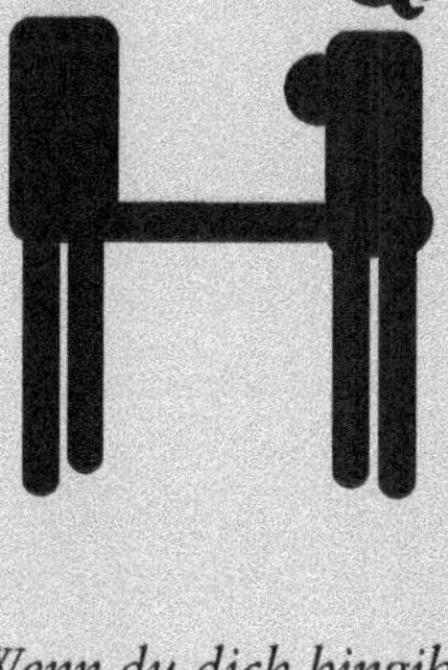

»Wenn du dich hingibst,
empfängst du mehr, als du gibst.«

Antoine de Saint-Exupéry

Allen Männern mit riesigem Penis muss diese Wahrheit selbstverständlich erscheinen: Sie werden niemals erfahren, was es bedeutet, »normalen« Geschlechtsverkehr zu haben. Ja, es ist verstörend. Ja, es ist unfair.

Aber akzeptieren Sie es.

Die Fixierung auf Ihre sexuellen Beschränkungen ist ebenso sinnvoll wie die Klage eines einarmigen Mannes, dass er niemals eine Stabhochsprung-Medaille gewinnen wird. Anstatt sich darauf zu konzentrieren, ein Monster zu sein, müssen Sie sich darauf konzentrieren, der Normalität so nah wie möglich zu kommen. Und wenn es um Sex geht, dann ist ein Gramm Vorbeugung mehr wert als ein Kilogramm Penis. In diesem Kapitel werden wir Sie zunächst auf die vielen sexuellen Risiken bei OMG aufmerksam machen. Dann werden wir Sie in S.P.I.E.S.S. (Sichere Penile Interaktions-, Erektions- und Sexualverkehrs-Standards) einführen, eine Methode, die von Forschern des Berle Center für Penisgesundheit an der Harvard University entwickelt wurde.

Die Gefahren bei Sex mit einem riesigen Penis

Beeinträchtigung der Gebärmutter. Gerne brüsten sich Männer mit durchschnittlich großen Penissen, dass sie »bis zu den Hoden« eindringen, wenn sie mit einer Frau zusammen sind, aber für Männer mit OMG kann »bis zu den Hoden« zu tief greifenden Problemen führen. Aufgrund ihrer außerordentlichen Länge dringen unsere Penisse oft über die Vagina durch den Gebärmutterhals hindurch in die Gebärmutter ein. Für die meisten Partnerinnen ist es extrem schmerzhaft, ein vollständiges Eindringen zuzulassen, und kann sogar zu Löchern in der Gebärmutterwand führen, einem sehr ernst zu nehmenden medizinischen Notfall. Aus diesem Grund wird dringend empfohlen, dass Männer mit OMG keinen vaginalen Sex mit schwangeren Partnerinnen haben, da dies für den Fötus traumatisch oder auch physisch schädlich sein kann. Fast alle Fälle von Phallophobie (der unnatürlichen Angst vor Penissen) im Erwachsenenalter sind das Resultat der schrecklichen Begegnung mit einem Penis in der Gebärmutter.

Schwächeanfälle oder Tod. Aufgrund der riesigen Mengen Blut, die nötig sind, um eine Erektion in einem riesigen Penis zu produzieren, sollten Männer mit OMG – vor allem kleine und dünne Männer – sofort die sexuelle Aktivität einstellen, wenn sie an sich eines der folgenden Symptome beobachten:

- Taubheitsgefühl in Händen oder Füßen
- Schwindel, verschwommenes Sehen oder Verwirrung
- Halluzinationen (vor allem sprechende Tiere)

Dies könnten Anzeichen für eine stark eingeschränkte Blutzufuhr zum Gehirn sein, die, wenn sie ignoriert wird, sogar zum Tod führen kann. Wenn diese Symptome auftreten, ist es notwendig, Ihre Erektion so schnell wie möglich zu reduzieren. (Viele Männer mit OMG tragen zu diesem Zweck Fotos von verstorbenen Haustieren oder Großvätern in ihren Brieftaschen bei sich.) Tritt das Schwindelgefühl wiederholt auf, sollten Sie in Erwägung ziehen, eine Penisschiene zu tragen, um nächtliche Erektionen zu vermeiden. Schon allzu viele unserer Mitbrüder haben im Lauf der Jahrhunderte im Schlaf das Zeitliche gesegnet.

Inadäquate Schwangerschaftsverhütung. Es gibt ein altes Sprichwort unter Männern mit riesigen Penissen: das passende Gerät für das passende Gerät. Mit anderen Worten: Stülpen Sie keinen durchschnittlich großen Gummi über einen extragroßen Pimmel. Ein völlig entrolltes Kondom in Konfektionsgröße wird es nur bis zur Hälfte des Schaftes der meisten OMG-Leidenden schaffen. Sogar die sogenannten extragroßen Marken sind bedauerlich inadäquat. Außerdem reißen die meisten durchschnittlichen Kondome aufgrund der enormen Belastung des Latex durch unsere massiven Penisse, ehe das Eindringen vollständig abgeschlossen ist. Auch Verhütungsschwämme und Spermizide sind nicht sehr effektiv, weil unsere Penisse den Gebärmutterhals durchdringen. Die einzigen verlässlichen Mittel zur Empfängnisverhütung für OMG-Paare sind die Pille und Kondome der neuen Generation, die in den USA rezeptpflichtig erhältlich sind (wobei wir den Onlinekauf über Mexiko empfehlen, um entwürdigende Szenen in der Apotheke zu vermeiden).[2]

2 *Anm. d. Red.: Ein Onlineshop für den deutschen Markt befindet sich bereits im Aufbau.*

Unangemessenes Gleitmittel. Für einen riesigen Penis kann man nie zu viel Gleitmittel verwenden. Geringe Viskosität erhöht nicht nur das Risiko des Hammerausschlags, sie kann auch bei Ihrer Partnerin starke Beschwerden oder medizinische Probleme verursachen. Unter »normalen« Umständen produziert die Vagina ihr eigenes natürliches Gleitmittel. Wird jedoch ein massiver Penis eingeführt, glaubt die Vagina, von einem Fremdkörper attackiert zu werden, und schaltet zwecks Selbstverteidigung in den »Schmirgelpapiermodus«. Unglücklicherweise macht das die Dinge für beide Partner nur noch schlimmer. Um dieser natürlichen Reaktion vorzubeugen, müssen die Genitalien beider Partner mit einem eigenen Gleitmittel auf Wasserbasis eingeschäumt werden – verwenden Sie *kein* Raps- oder Schmieröl, egal, was Sie in OMG-Chatrooms gelesen haben.

An der Spitze nagen. Der menschliche Kiefer ist einfach nicht dafür gemacht, Penisse wie die unseren unterzubringen. Aus diesem Grund kann Oralsex eine schmerzhafte und frustrierende Erfahrung sein. Das Schlimmste daran ist das »an der Spitze nagen«, das unvermeidliche Kauen an unseren knollenförmigen, pilzartigen Eicheln, während die Partnerinnen ihr Bestes geben, einen

»normalen« Blowjob zu simulieren. Selbst wenn sie es schaffen, ihn tiefer als auf Eichellänge einzuführen, ist es wahrscheinlich, dass die Länge unseres Schafts bei ihnen den Würgereflex auslöst. Das Ergebnis? Erbrochenes strömt über unseren Penis und schießt aus den Nasenlöchern, und am Ende geht niemand glücklich nach Hause. Sollte Ihr Partner nicht zufällig ein professioneller Schwertschlucker sein, ist es wahrscheinlich am besten, Oralsex aus dem Schlafzimmermenü zu streichen. Darüber hinaus kann es nicht nur unbefriedigend, sondern auch gefährlich sein. Es sind zahlreiche Fälle belegt, bei denen ein unabsichtliches Abrutschen des Penis die Stimmbänder des Partners unbrauchbar machte.

Schlauchaufrollen. Analsex ist normalerweise verboten, wenn Sie nicht zufällig mit einem Partner gesegnet sind, der außerordentlich biegsam ist (so gesehen sind unsere homosexuellen Brüder diejenigen, die am meisten leiden – sie sind kaum in der Lage, einen sicheren Hafen für ihre Penisse zu finden, abgesehen von einem Paar warmer Hände). Abgesehen von den extremen Schmerzen, die man verspürt, wenn man einen riesigen Penis durch die Hintertür lässt, können eine ganze Reihe medizinischer Probleme auftreten. Eines der gefährlichsten ist das Schlauchaufrollen, das dann auftritt, wenn ein riesiger Penis das Rektum umstülpt, während er aus dem Anus entfernt wird. Normalerweise kann der herausragende Teil von einem Arzt zurückgestopft werden, in extremen Fällen ist jedoch eine Operation notwendig. Wiederholtes Schlauchaufrollen kann zur Erickson-Krankheit (gemeinhin als »Dauerfurz« bezeichnet) führen, bei welcher der Anus Ihrer Partners nicht mehr vollständig schließen kann und somit nicht mehr in der Lage ist, Fäkalien und Gase im Inneren zu behalten.

Organverschiebung. Trotz aller Vorsichtsmaßnahmen – Ihr riesiger Penis wird die Balance im Körper Ihres Sexualpartners stören. Etwas derartig Großes kann man nicht in eine Öffnung stecken und herumbewegen, ohne auf innere Organe zu treffen. Ihre Partnerin wird während (oder kurz nach) dem Sex über Kopfschmerzen, Krämpfe und Übelkeit klagen. Möglicherweise wird sie sich auch erbrechen. Das ist normal und geht nach einer ruhigen Nacht und mit viel Flüssigkeit normalerweise vorbei. Einige haben nach dem Sexualverkehr schweren Durchfall. Auch das ist normal, obwohl sie einen Arzt aufsuchen sollte, wenn die Symptome länger als drei Tage andauern. In seltenen Fällen wird die Vagina nicht mehr ihre normale Form annehmen und offen stehen wie ein Mund, der versucht, Rauchringe zu machen. Hält das mehr als zwei Stunden an, rufen Sie schnell einen Arzt, da ihre Partnerin möglicherweise eine Vagina-Botox-Therapie benötigt.

Spaß mit einem riesigen Penis 2: »Zipfelzeichnungen«

Wie viele Meisterwerke können Sie mit etwas Körperfarbe und einem riesigen Penis erschaffen? Sicherlich gibt es zeitlose Klassiker wie Maiskolben, Elefanten und den Berliner Fernsehturm. Aber können Sie auch außerhalb der gewohnten Bahnen denken? Hier finden Sie einige Ideen von uns, um Ihre Kreativität anzuregen:

Dr. Richards Anregungen:

- **Ein Leuchtturm.** Stellen Sie sich Ihren Penis an den sandigen Küsten von Sylt vor, wie er Fischerboote in den Hafen zurückgeleitet. Ahoi!
- **Cyrano de Bergerac.** Der berühmte Franzose mit der berühmten langen Nase. Ich hoffe, sie läuft nicht zu stark!

- **Florida.** Der Bundesstaat, der auch liebevoll als »Amerikas Penis« bezeichnet wird. Malen Sie Miami Beach nahe Ihrer Harnröhre, Orlando auf Ihrem Schaft und Jacksonville gleich oberhalb der Hoden!

Pater Owens Anregungen:

- **Roter Oktober.** Das russische U-Boot aus einem meiner Lieblingsbücher von Tom Clancy. Ein höllisch guter Film, auch wenn mir Harrison Ford besser gefiel als dieser – wie war noch mal sein Name? Wie auch immer, malen Sie Ihren Schwanz grau an, und es geht los.
- **Eine .45-Kaliber-Patrone.** Diese Dinger können faustgroße Löcher in Männern hinterlassen. Und sind auch leicht zu malen.
- **Der Obelisk am Petersplatz in Rom.** Wenn ich den Vatikan besuche, setze ich mich gerne in den Schatten des Obelisken, rauche ein paar Zigaretten und schaue den Menschen zu. Es ist wahrscheinlich eine Sünde, das zu sagen, aber er erinnert mich immer an einen großartigen, riesigen Penis.

Die S.P.I.E.S.S.(Sichere Penile Interaktions-, Errektions- und Sexualverkehrs-Standards)

Ob Sie es glauben oder nicht, Sex kann für Sie und Ihre Partnerin unterhaltsam sein, obwohl Sie einen riesigen Penis haben; wir haben die S.P.I.E.S.S.-Empfehlungen der Harvard-Universität und unser Interview kombiniert, um das zu belegen. »Caleb« ist ein geschiedener Mann im mittleren Alter, der kürzlich begann, mit einer um einiges jüngeren Frau auszugehen. Sein Bericht über das »erste Mal« ist typisch.

1. Stellen Sie sicher, dass Ihre Partnerin bereit ist. Die Entscheidung, einen riesigen Penis zu besteigen, ist etwas ganz anderes als die Entscheidung, mit einem »normalen« Mann ins Bett zu gehen. Es ist eine Entscheidung, die das Leben verändert. Eine Entscheidung, mit der Ihr Partner sein oder ihr restliches Leben lang klarkommen muss. Möglicherweise werden sie ihren Doktor oder Therapeuten sehen wollen, bevor sie ihre letzte Entscheidung fällen. Unterstützen Sie sie. Druck ausüben oder zur Eile antreiben wird auf lange Sicht beide verletzen.

Ich strich ihr mit meinen Fingern durch das Haar. Das arme Ding zitterte. Nach all den Gesprächen, dem Planen und Proben war es nun so weit. Es würde endlich geschehen. Abby [Name geändert] hatte ihren Übungsplan großartig eingehalten. Innerhalb von drei Wochen hatte sie sich von Bratwurst und Gurken bis zum Butternusskürbis hochgearbeitet. Ich war so stolz auf sie.

2. Lassen Sie Ihre Partnerin das Tempo bestimmen. Erwarten Sie nicht, dass Sie sich drauflegen und loslegen können. Eine Anfängerin wird einige Minuten mit langsamem, stetigem Atmen benötigen, um einen relativ großen Teil Ihres Penis aufzunehmen. Erst wenn ihr Körper begonnen hat, sich zu entspannen, können die Stoßbewegungen beginnen. Manche Frauen haben diesen Vorgang mit dem Geburtsvorgang verglichen – mit dem Unterschied, dass das Baby sich wiederholt vor und zurück bewegt.

Bei jedem fünften Ausatmen glitt ich einen oder zwei Millimeter tiefer und trug weiteres Gleitmittel auf. Es war so aufregend – die Zeit verging wie im Flug. Als ich einen Blick auf die Uhr warf, stellte ich völlig überrascht fest, dass fast zwei Stunden verstrichen waren, seit ich die Eichel erstmals eingeführt hatte.

3. Akzeptieren Sie die Grenzen Ihrer Partnerin. Wenn Ihre Partnerin unwillig oder unfähig ist, etwas zu tun, lassen Sie es. Wir neigen manchmal dazu, unseren Selbsthass auf andere zu projizieren.

Ich stieß zu hart zu, nehme ich an, denn Abby machte ein winziges Häufchen auf die Bettlaken. »Stopp, verdammt noch mal! Stopp!«, rief sie. Sie fühlte sich gedemütigt. »Ich kann das nicht mehr machen.« In mir stieg Zorn auf. Es war, als wäre ich auf den Mount Everest geklettert und müsste nun einige Meter vor dem Ziel umdrehen. »Was zum Teufel meinst du? Wir haben doch gerade erst begonnen!« Ich sah hinunter. Nicht einmal ein Drittel meines Penis war eingedrungen. Abby begann wieder zu weinen. »Oh Gott! Das ist so dumm!«, rief ich.

4. Warten Sie nicht, bis sie kommt. Männer mit Durchschnittsgröße haben die Tendenz, den Orgasmus ihrer Partnerin abzuwarten, bevor sie selbst kommen. Männer mit OMG müssen nicht die »Peniskavaliere« spielen. In den meisten Fällen wünscht sich die Partnerin bloß, dass das Erlebnis so schnell wie möglich zu Ende geht.

Es war, als ob man mit der rauen Seite eines Geschirrschwammes Sex hätte. Arme Abby – sie war nach den fast vier Stunden, die sie dort lag, einfach nicht in Stimmung. Ich trug weiter Gleitmittel auf, aber es machte die Sache kaum besser. Ich wusste, dass ich mit einem üblen Fall von Hammerausschlag rechnen musste, aber es war mir egal. Ich war fest entschlossen zu kommen. Ich schloss meine Augen und rief meine Notfallfantasie ab: das bewährte bisexuelle Dreieck zwischen Tina Fey, Kevin Costner und Caleb. Es funktionierte, wie immer … obwohl ich Abby niemals wiedersah.

KAPITEL 6

Große Wohltaten

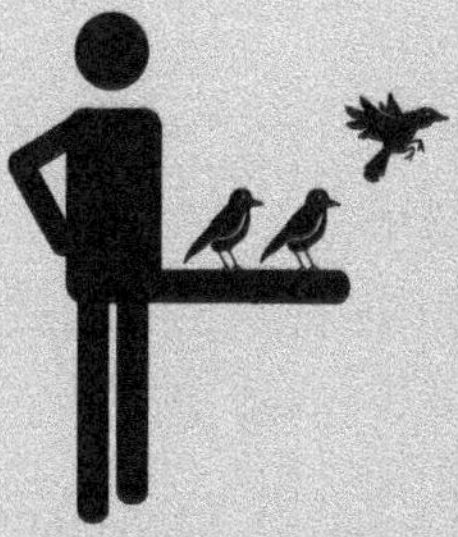

»Hoffnung ist das gefiederte Ding,
das sich in der Seele niederlässt.«

Emily Dickinson

Als Männer mit OMG tendieren wir dazu, uns auf die Dinge zu konzentrieren, die wir *nicht* können: in einem Bus sitzen, Fahrradfahren, Rasenmähen. Aber ob Sie es glauben oder nicht, es gibt tatsächlich Vorteile, wenn man einen riesigen Penis hat. Wenn Sie nur gut genug suchen, werden Sie wahrscheinlich Dutzende von Geschichten finden, in denen es überaus vorteilhaft war, einen riesigen Penis zu besitzen. Nach ausgiebiger Suche konnten wir vier ausfindig machen. Wie immer werden wir beide jeweils im Anschluss einer Geschichte kurz unsere Einsichten mit Ihnen teilen.

Cliffhanger

Damals, im Jahr 1977, campte ich alleine im Yosemite-Nationalpark. Ich hielt mich dort mehrere Tage lang auf, um Bücher zu lesen, am Lagerfeuer zu sitzen, etwas Kokain zu nehmen – und einfach mit der Natur in Berührung zu kommen. Eines Tages wanderte ich mit meiner ganzen Ausrüstung einen Höhenzug entlang, als ich plötzlich diese Schreie aus der Entfernung hörte: »Hilfe! Hilfe!« Ich ließ also meinen Rucksack fallen und fing an zu laufen. Mein Herz schlug besonders schnell, denn ich war noch etwas high. Ich folgte diesen Schreien zum »El Dedo de Maria«, einem großen fingerähnlichen Fels, der über einen etwa 250 Meter tiefen Abhang hinausragt. Draußen an der Spitze waren drei Kletterer, die sich verzweifelt festklammerten. Ich meine, sie hingen dort an ihren verdammten Fingerspitzen! Ich rannte hinaus zum Rand des Felsens und streckte meine Arme aus: »Halte dich fest, Mann!«, rief ich, einer von ihnen reichte den Arm hoch und ich nahm seine Hand, aber die anderen beiden rutschten weiter ab. Sie würden es nicht schaffen. Ich wusste, dass es nur eine einzige Option gab. Mit meiner freien Hand machte ich den Hosenschlitz auf und warf meinen Penis über den

Rand. Mit beiden Händen, meinem Penis und den übernatürlichen Kräften, die mir der Kokainrausch verlieh, war ich in der Lage, alle drei Burschen auf einmal in Sicherheit zu bringen. Wäre ein Durchschnittsmann an meiner Stelle gewesen, dann wären ein oder zwei von ihnen sicher tot gewesen. Heute kann ich außerdem mit Stolz sagen, dass einer von ihnen mein Exschwager ist.

T-Hawk

Pater Owen: Ich habe nie Kokain genommen, aber einmal war ich so betrunken, dass ich meine Faust durch das Fenster eines Polizeiautos stieß und stundenlang nichts spürte.

Dr. Richard: Das war eine wirklich schnelle Reaktion, T-Hawk, und Sie haben sich in zweifacher Hinsicht außerordentlich tapfer verhalten: einerseits der Mut, auf diesen Felsvorsprung hinauszugehen und Fremden zu helfen, andererseits, indem Sie sich dem Spott preisgaben, als Sie Ihren riesigen Penis entblößten. Gut gemacht!

Verfahren eingestellt

»Lebenslang ohne Möglichkeit der vorzeitigen Entlassung auf Bewährung«, sagten sie mir. Ist das zu fassen? Sehen Sie mich an, ich bin ein alter Mann. Behellige ich irgendjemanden? Entweicht auch nur ein unfreundliches Wort diesen Lippen? Sie schleppten mich aus meiner Wohnung wie einst die Gestapo. »Wir erheben Anklage gegen Sie wegen eines sexuellen Übergriffs«, sagten sie. »Sexueller Übergriff?«, fragte ich. »Eine Frau im Viertel sagt, Sie hätten ihr Gewalt angetan«, sagten sie. »Gewalt angetan?« sagte ich. Ich konnte das nicht verstehen. Ich, ein alter Mann, der bisher nicht einmal auf eine Kakerlake getreten war. Sie sagten mir, dass ein Untersuchungsbeamter einige Fotografien von meinem besten Stück machen müsse. Stellen Sie sich diese Demütigung vor! Haben Sie jemals so etwas gehört? Also brachten Sie mich in einen Raum und heraus kam sie-wissen-schon-was. Und plötzlich begannen all diese Kriminalbeamten miteinander zu flüstern, und bevor ich verstand, was los war, hatten sie die Anklage fallen gelassen und mich zurück nach Queens gefahren. Ich fragte: »Was soll das Ganze?« Und sie sagten: »Sie können nicht der Täter gewesen sein.« Ich sagte daraufhin: »Ich weiß das, aber woher wissen Sie das?« Sie antworteten: »Opa, wenn Sie dieses Ding in un-

ser Opfer gesteckt hätten, dann wären Sie jetzt beide in der Intensivstation.« Können Sie das glauben?

Abe S.

Pater Owen: Ich bin überrascht, dass sie Ihnen keine Abreibung verpasst haben, weil Sie einen großen Schwanz haben. Bullen sind notorische Hoco-Hasser – das waren sie zumindest, als ich in meinen Zwanzigern war. Ich bekam damals meinen Teil an »Hoppalas« ab. Auf die Art: »Hoppala, unser Gefangener ist die Stufen hinuntergefallen und hat sich dabei das Kinn gebrochen.«

Dr. Richard: Es tut mir leid, dass Sie das durchmachen mussten, aber ich bin froh, dass alles gut gegangen ist. Es muss ein traumatisches Erlebnis gewesen sein, speziell für einen Mann in Ihrem Alter.

Der große Durchbruch

Ich stand zwei Jahrzehnte lang auf der Bühne, in die Nähe des Ruhms geriet mein Name jedoch nur einmal, als ich zum »Kellner des Monats« im Restaurant Stage Deli ernannt wurde. Ich war Mitglied in einer Reihe von Musicalgruppen, aber die einzigen Hauptrollen, die ich bekam, wa-

ren in Off-off-off-Broadway-Shows mit 50 Sitzplätzen. Ich dachte daran aufzuhören, einen Abschluss zu machen und Theaterunterricht an einer Highschool zu geben. Dann sah ich eines Tages backstage diese Ankündigung für ein Vortanzen: »Männer zwischen 20 und 35 Jahren für die Rolle des JOHN HOLMES in Andrew Lloyd Webbers Musical John! *gesucht – ein neues Musical über Porno und Vorurteile. Nacktsein erforderlich.« Ich geriet in Ekstase. Okay, beim Alter musste ich etwas schummeln, kein Problem.*

Zum Vortanzen kamen die Schauspieler alle mit falschen Bärten und ausgestopften Strumpfhosen, die sie an ihrer Hüfte befestigten. Als ich aufgerufen wurde, ging ich auf die Bühne hinaus (mit meinem roten Bart, den ich seit 1983 trage) und zog mit einer einzigen Bewegung meine Trainingshose aus. Ich stand dort nackt, wie Gott mich schuf, und begann »Memories« zu schmettern, als ob mein Leben davon abhängen würde. Als ich fertig war, sah ich hinaus in die Dunkelheit und sagte: »Mr Lloyd Webber, Sie haben Ihren John gefunden«, nicht wissend, dass er nicht anwesend war. Aber es machte nichts aus und ich tauschte meine Kellnerschürze gegen den Job des zweiten Ersatzmannes von John Holmes auf der Europatournee von John!.

Heyward Pryze

Pater Owen: Wie auch immer.

Dr. Richard: Das ist toll, Heyward! Ich wusste gar nicht, dass dieses Musical existiert! Was für ein gewaltiger Schritt in Richtung Gleichberechtigung für OMG-Leidende auf der ganzen Welt! Meinen Glückwunsch, dass Sie Teil davon sind – selbst wenn Sie nur ein Teil davon sind, wenn die zwei Leute vor Ihnen krank werden!

Gefühl des Versinkens

Ich segelte mit meinem kleinen Boot auf dem Michigansee, als das Wetter schlechter wurde. Höchste Zeit umzukehren. Aber auf der Rückfahrt warf mich eine Welle gegen einige spitze Felsen, die mir ein Loch in den Schiffsboden rissen. Schnell strömte Wasser in das Boot, und bei dem starken Wind brauchte ich beide Hände zum Segeln. Ich versuchte, das Loch mit den Füßen zu schließen, aber das Wasser drang weiter ein. Ich war noch eineinhalb Kilometer von der Küste entfernt. Bei diesem Tempo wäre ich in einigen Minuten gesunken und dann hätte ich im eisigen, aufgewühlten Wasser schwimmen müssen. Und ich war wirklich kein guter Schwimmer. Plötzlich hatte ich die zündende Idee: Timothy! Dein Penis, Timothy! Natürlich! Ich nahm ihn heraus und stopfte ihn in das Loch. Das eindringende Wasser wurde gestoppt. Als wir im Hafen ankamen, war mein Penis blau vor Kälte und trug die Bissspuren von Fischen. Aber egal – ich war am Leben, verdammt noch mal!

Timothy G.

Pater Owen: Gute Arbeit, Gilligan. Hey, da fällt mir noch was ein: Vielleicht sollten Sie nicht alleine am Michigansee segeln gehen, wenn Sie kein guter Schwimmer sind!

Dr. Richard: Was für eine großartige Nutzung Ihres riesigen Penis! Die Genialität unserer Brüder erstaunt mich nach wie vor, ob es sich nun um intelligente Penisprojekte, ein Paar selbstgemachte Hosen mit weitem Schritt oder eine neue Methode der Vorhautbewässerung handelt. Weiter so, Jungs!

Ein Gebet für Owens Pimmel

Während der vielen Jahre im Dienst der OMG-Leidenden habe ich herausgefunden, dass ein Gebet (beziehungsweise Affirmation, Mantra oder was auch immer) zu Beginn und am Ende des Tages einigen Jungs dabei hilft, mit dem Elend, einen riesigen Schwengel zu haben, besser umgehen zu können. Irgendwann sollten Sie versuchen, Ihr eigenes Gebet zu schreiben. Inzwischen verwenden Sie einfach meines.

Pater Owen Thomas

Gott, ich weiß, dass Du nichts erschaffen würdest,
Was nicht schön ist,
Und ich weiß, dass Du mich geschaffen hast.
So weiß ich, dass ich schön bin.
Und da mein Penis ein Teil meiner selbst ist,
Egal, wie lächerlich groß und fleischig er ist,
Egal, wie viele Spatzen sich auf seinem endlosen Schaft niederlassen könnten,
Egal, wie sehr er einer Röhre Plätzchenteig ähnelt,
Weiß ich – auch mein Penis ist schön.

Seine außergewöhnliche Größe repräsentiert die außerordentliche Liebe in Deinem Herzen,
Sein beschwerliches Gewicht ist eine Erinnerung an die ständige Bedrohung durch Versuchung.
Denn obwohl Du mir die Fähigkeit gegeben hast, an mir selbst Fellatio vorzunehmen,
Weiß ich, dass ich der Sehnsucht, es zu tun, nicht erliegen darf.
Obwohl es unglaublich einfach wäre,
Und niemand würde es jemals erfahren.
Außer Dir, o Herr.
Du würdest es wissen.
Und deshalb darf ich es nicht.
Aber ich könnte.
Leicht.

O Gott im Himmel,
Schöpfer der Welt,
Herr von Zeit und Raum,
Wache über meinen Penis.
Bewahre ihn vor Spott,
Schütze ihn vor Scham,
Und halte ihn davon ab, unter einem Klodeckel

eingeklemmt zu werden.
O Gott, gib mir die Gelassenheit, das Ding zwischen meinen Beinen zu akzeptieren,
Den Mut, Shorts in der Öffentlichkeit zu tragen,
Und die Weisheit, ihn nach dem Urinieren heftig zu schütteln.
Amen

KAPITEL 7

Das tägliche Journal der guten Vorsätze

»Dein Talent ist das Geschenk Gottes an dich.
Das, was du damit tust, ist dein Geschenk an Gott.«

Anonymus

Auch die längste Reise beginnt mit einem ersten Schritt. Wir beten und hoffen, dass dieses Buch dieser erste Schritt war. Aber auch dann hat Ihre Reise Richtung Glück gerade erst begonnen. Der Rest liegt an Ihnen, lieber Freund. Tatsache ist, dass Sie Ihr Leben lang einen riesigen Penis haben werden. Jeder Tag wird neue Herausforderungen und neue Zweifel bringen. Sie werden wieder und wieder getestet werden, auf alle erdenklichen und unerdenklichen Weisen. Ihr Überleben und Ihr Wohlergehen hängen von Ihrer positiven Einstellung zu Ihrem riesigen Penis ab. Zu diesem Zweck haben wir ein Journal der guten Vorsätze inkludiert – ein guter Weg, in einen neuen Tag zu starten.

Meine positiven Penisgedanken zum Tag:

Die nächste Person, mit der ich mein Geheimnis teilen will, ist ...., weil

Ich bin ***kein*** »Monster«, weil

Hey, ich habe mir noch einen Vorteil meines riesigen Penis überlegt! Lasst mich euch davon erzählen:

Hier ist eine Zeichnung von meinem Penis, wie er jemanden glücklich macht:

Das nächste Mal, wenn sich jemand über meinen Penis lustig macht, sage ich Folgendes:

Das nächste Mal, wenn ich meinen Penis verletzen will, werde ich das nicht tun, weil

Mein Penis erinnert mich an folgende Berühmtheiten:

Ich sollte mich heute nicht selbst oral befriedigen, weil

Es ist in Ordnung, dass meine Eltern nicht ans Telefon gehen, wenn ich anrufe, weil

Einige andere riesige Sachen, die Gott geschaffen hat, sind:

Falls ich eine Vorhaut habe: Die letzte Spülung war

Drei Menschen (außer Kirstie Alley), mit denen ich ***nicht*** den Platz tauschen würde, sind:

Hey, ich habe mir einen Scherz über meinen Penis überlegt! Er lautet wie folgt:

Es ist okay, wenn ich nie leibliche Kinder haben werde, weil

Ich muss immer lachen, wenn ich daran denke:

Ein Geburtsfehler, der schlimmer als OMG ist:

Glossar

An der Spitze nagen: das unvermeidliche Kauen an der Eichel eines riesigen Penis, wenn die Partnerin versucht, einen »normalen« Blowjob zu simulieren.

Baguette: ein Nicht-OMG-Penis, der zwar von beträchtlicher Länge, aber ungenügender Breite ist.

Beeinträchtigung der Gebärmutter: tritt auf, wenn ein riesiger Penis durch den Gebärmutterhals in die Gebärmutter eindringt; kann zu gefährlichen Löchern oder einem Trauma des Fötus führen.

Cannoli-Penis: eine Infektion, bei der sich massive Mengen von Eiter und Pilzen in der Vorhaut ablagern und den Penis wie das italienische Dessert aussehen lassen; durch häufige Vorhautspülung zu vermeiden. *Siehe* Vorhautspülung.

Dauerfurz: ein Zustand, bei dem der Anus nicht mehr vollständig geschlossen werden kann und es einer Person so nicht mehr ermöglicht, ihre Körpergase zu kontrollieren. *Siehe* Schlauchaufrollen.

Erickson-Krankeit: *siehe* Dauerfurz.

Fuchsschwanz: Dabei sammeln sich Fusseln und Schmutz an der Spitze des Penis und erschweren das Urinieren extrem; durch häufige Vorhautspülung vermeidbar. *Siehe* Vorhaut-Spülung.

Hammerausschlag: raue, entzündete Penishaut, ausgelöst durch exzessive sexuelle Reibung.

Hoco: abwertende Bezeichnung für Männer mit riesigen Penissen; eine Abkürzung für »Hengstschwanz« (engl. Horse cock).

Hosen runterlassen: der schwierige Prozess des Outings vor Freunden und Verwandten.

Kondome der neuen Generation: Spezialkondome, entworfen, um mit Größe und Druck von riesigen Penissen fertig zu werden; auf Rezept oder online über Mexiko erhältlich.

Die Konferenz auf den Kanarischen Inseln im Jahr 1904: der erste Versuch der Medizinerzunft, OMG als Krankheit zu definieren; sie dauerte lediglich zwei Tage, ehe sie im Chaos versank.

Lendenstück oder Penis: ein amüsantes Partyspiel, bei dem die Spieler raten müssen, ob ein Objekt von einem riesigen Penis oder einem rohen Lendensteak geschlagen wird.

Louie: abwertende Bezeichnung für einen Mann mit einem riesigen Penis; eine Anlehnung an die »Louisville-Schläger«, eine Baseballschläger-Marke.

Maury-Povich-Syndrom: ein Zustand, bei dem der gesamte Körper den Geruch von abgestandenem Urin verströmt; verursacht durch unzureichendes Abschütteln nach dem Urinieren.

Mc Carthy, Isreal: ein prominenter italienischer OMG-Dichter, Geschäftsmann und Aktivist.

OMG: Akronym für Opulente Männliche Genitalien; genetischer Geburtsfehler, der das Wachstum des Penis zu absurder Größe verursacht.

Organverschiebung: die Verschiebung innerer Organe Ihres Partners beim Sex; kann zu Krämpfen, Erbrechen und starkem Durchfall führen.

Penisschuppen: schuppige Penishaut, verursacht durch starke Trockenheit.

Phallophobie: die unnatürliche Angst vor Penissen, gewöhnlich durch eine direkte Konfrontation mit einem riesigen Penis als Fötus verursacht. *Siehe* Beeinträchtigung der Gebärmutter.

Reizobjekte: phallische Objekte, die Freunde und Verwandte an Ihren riesigen Penis erinnern und damit rasenden Zorn auslösen.

Schaftrollen: die wöchentliche Verwendung von Marmorrollen (eine Art Nudelholz) auf dem Penis, um Klumpenbildung in den Schwellkörpern und unansehnliche Adern zu vermeiden.

Schlauchaufrollen: ein Problem, das auftritt, wenn ein gewaltiger Penis das Rektum umstülpt, während er sich aus dem Anus zurückzieht; wiederholtes Schlauchaufrollen kann zu Dauerfurz führen. *Siehe* Dauerfurz.

Schmirgelpapiermodus: der natürliche Schutzmechanismus der Vagina, der alle Feuchtigkeit aufsaugt, um das Eindringen eines Fremdkörpers zu verhindern; eine häufige Reaktion beim Sex mit einem riesigen Penis.

S.P.I.E.S.S.: Akronym für Sichere Penile Interaktions-, Erektions- und Sexualverkehrs-Standards, die von den Forschern am Berle Center für Penisgesundheit an der Universität Harvard entwickelt wurden.

Sumpfleiste: ein Zustand, bei dem Bakterien beginnen, sich in den Hodenfalten einzunisten, und einen Geruch der Genitalien verursachen, der an die Sümpfe von Louisiana an einem drückend heißen Sommertag erinnert.

Die Tatze von Pu: abwertende Bezeichnung für einen riesigen Penis, die sich auf die beliebte Kinderbuchfigur Pu der Bär bezieht, und zwar auf »Etwas, das immer im Honigtopf stecken bleibt«.

Thunfischdosen: Nicht-OMG-Penisse, die eine beträchtliche Breite, aber eine ungenügende Länge aufweisen.

Vaginale-Botox-Therapie: bevorzugte Behandlung für Vaginas, die nach dem sexuellen Verkehr mit einem riesigen Penis nicht mehr ihre ursprüngliche Form annehmen können.

Vorhautspülung: die tägliche Reinigung der Vorhaut mit warmem Seifenwasser. *Siehe* Cannoli-Penis *und* Fuchsschwanz.

Zahnpasta-Drucktechnik: Akt, bei dem Sie mit Daumen und Zeigefinger einen Ring um die Penisbasis bilden und ihn langsam den Schaft hochziehen, so als würden Sie eine Zahnpastatube ausdrücken; die Methode wird zur Trocknung nach dem Urinieren oder der Ejakulation empfohlen.

Zipfelzeichnung: ein einnehmendes und amüsantes handwerkliches Projekt, bei dem Penisse auf intelligente Art und Weise in Körperkunstwerke integriert werden.

Über die Autoren

Dr. Richard Jacob, Dr. phil. in asiatischer Wirtschaftspsychologie an der East-Somerville-Universität, wo er bis 2003 unterrichtete. Er lebt in Sherman, Connecticut, wo er ein Consultingunternehmen im Bereich e-Business aus einem überzähligen Schlafzimmer in seinem Haus betreibt.

Pater Owen Thomas ist ein geweihter katholischer Priester, Berater und gefeierter Kriminalromanautor. Von seinen Frank-Stryver-Romanen wurden bisher an die 90.000 Exemplare verkauft und sie sind ins Deutsche übersetzt worden. Er lebt in Cambridge, Massachusetts, und Miami Beach.

Danksagungen

Dr. Richard Jacob würde gerne danken:

Meiner lieben Frau, Patty, und unseren zwei schönen Kindern, Huang Li und Liu Hong. Dank meinem Mitautor Pater Owen Thomas (ohne dich hätte ich es nicht geschafft, O.). Meinen tiefen Dank an alle bei Quirk, dem einzigen Verlag, der mutig genug war, Ja zu sagen. In alphabetischer Reihenfolge: Bryn Ashburn, David Borgenicht, Joe Borgenicht, Mindy Brown, Brett Cohen, Doogie Horner, Robin Klinger, Margaret McGuire, John J. McGurk, Melissa Monachello, Sarah O'Brien, Lacey Soslow, Lizz Souders und Mary Ellen Wilson – mit besonderem Dank an Jason Rekulak (wir haben es geschafft, Jason!). Zum Schluss Dank an all die mutigen Männer, die ihre Geschichten für dieses Buch mit uns geteilt haben, das ich hiermit meinen OMG-Brüdern auf der ganzen Welt widme.

Pater Owen Thomas würde gerne danken:

Zuallererst Gott. Ohne Ihn ist nichts möglich. Dank an meinen Mann bei Foxwoods, Pater Frank von der Clergy Artists Agency, und allen Jungen und Mädchen bei Quirk (nicht schlecht für einen Haufen Juden und

Eagle-Fans). Der nächste Dank geht an all meine Jungs im Charlie Flynn in Tremont. Die nächste Runde geht auf mich, Jungs.